FESTSCHRIFT ZUR HUNDERTJAHRFEIER

DER

KGL. WÜRTT. HEILANSTALT ZWIEFALTEN (1812 BIS 1912)

GEWIDMET VOM

VEREIN WÜRTT. NERVEN- UND IRRENÄRZTE

BERLIN
DRUCK VON GEORG REIMER
1912

Der 1., 3., 4., 5., 6., 7. und 8. Beitrag sind Sonderabdrucke aus der Allgemeinen Zeitschrift für Psychiatrie und gerichtliche Medizin. 69. Band, Heft 4.

Widmung.

1812—1912 umfaßt das Jahrhundert, auf welches die Kgl. Württ. Heilanstalt Zwiefalten mit Stolz und Befriedigung zurückblicken darf. Dieser Zeitraum schließt die gesamte Entwicklung des württembergischen Irrenwesens in sich. Regen Anteil an allen Fortschritten auf dem Gebiete der Irrenfürsorge hat Zwiefalten zu allen Zeiten genommen. In wissenschaftlicher Hinsicht hat es geraume Zeit die führende Stelle in Württemberg inne gehabt.

Möge das neue Jahrhundert für die Anstalt schöne Zeiten bringen und ihr eine aufsteigende Fortentwicklung ermöglichen!

Dies wünscht und überreicht diese Festschrift als Zeichen der Anerkennung und Wertschätzung

Der Verein
württembergischer Irren- und Nervenärzte.

Die Bedeutung der Anstalt Zwiefalten für das Irrenwesen Württembergs[1]).

Von

Oberarzt Dr. **A. Schott**, leit. Arzt der Heil- und Pflegeanstalt Stetten i. R.

Die ersten Anfänge der Irrenfürsorge Württembergs gehen auf das Jahr 1746 zurück, in welchem Jahre der damals regierende Herzog Karl, der Begründer der hohen Karlsschule, eine Verfügung erließ, welcher zufolge „zur besseren Besorgung der im Land hier und da sich befindenden unbemittelten melancholischen und blöden Leute, auch der maniaci und furiosi“ ein eigenes Institut errichtet werden sollte. Schon im Jahre 1749 war das für 11 Kranke berechnete „Tollhaus“ fertig gestellt und mit dem schon in L u d w i g s b u r g bestehenden Fürstl. Zucht- und Arbeithause vereinigt worden. Aus der steigenden Zahl der anstaltbedürftigen Geisteskranken und aus der Verbindung des Irrenhauses mit dem Zucht- und Arbeithaus ergaben sich für die Dauer Unzuträglichkeiten und störende Unvollkommenheiten. Durch Kgl. Verordnung vom 14. Mai 1811 wurde bestimmt, daß das Irrenhaus in die Räume des ehemaligen Benediktinerklosters Z w i e f a l t e n verlegt werden solle, welches im Jahre 1802 an Württemberg gekommen und 1803 aufgehoben worden war. Schon im Jahre 1812 wurden die 46 geisteskranken Insassen des Tollhauses von Ludwigsburg nach Zwiefalten überführt und damit die erste Heil- und Pflegeanstalt des Landes eröffnet. Zwiefalten sollte nicht nur unheilbare Geisteskranke verwahren, sondern auch dem Heilzwecke dienen. Die Zahl der zur Verfügung stehenden Plätze belief sich auf 70—80. Die steigende Nachfrage nach Anstaltplätzen führte im Jahre 1829 zu dem Beschlusse, eine besondere Heilanstalt zu errichten. Als geeignet für diesen Zweck wurde das Schloß zu Winnental erkannt, welches früher eine Deutschordenskommenthurei gewesen war und sich damals im Besitze der Krone befand. Es wurden dort durch bauliche Veränderungen zunächst Plätze für 90 heilbare Kranke geschaffen. Die Anstalt wurde am 1. März 1834 unter dem Anstaltsarzt *Albert Zeller* eröffnet und erfreute sich bald infolge der hervorragenden ärztlichen wie persönlichen Eigenschaften ihres Leiters eines großen Rufes weit über die Grenzen des Landes hinaus. Zwiefalten trat jetzt mehr in den Hintergrund; es wurde zur Pflegeanstalt bestimmt und übernahm in der Folgezeit einen großen Teil seiner Kranken von Winnental, wo von 1840 bis 1842 der spätere berühmte Berliner Psychiater *W. Griesinger* als Assistenzarzt tätig war und Erfahrungen für sein erstmals 1845 erschienenes Lehrbuch der Pathologie und Therapie der psychischen Krankheiten sammelte. Trotz der Eröffnung von Winnental mußte auch in Zwiefalten die Vermehrung der Anstaltplätze in rascher Folge vor sich gehen. Während im Juni 1835 nur 71 Pfleglinge in der Anstalt untergebracht waren, stieg ihre Zahl in den Jahren 1838—1852 auf durchschnittlich 150 im Jahre und in den Jahren 1853—1865 auf einen Bestand von 165 bis 170. Durch vielfache bauliche Veränderungen sowie durch das Hinauslegen von Wohnungen konnten in der ersten Hälfte der 70er Jahre 300 Plätze geschaffen werden. Durch den Einbau großer Dachstockräume und Überbelegung erreichte die Krankenzahl in den Jahren 1888/89 eine Höhe von über 500 Pfleglingen. Diese erhebliche Steigerung der Belegung erfolgte, obwohl im Jahre 1875 eine dritte Staatsirrenanstalt eröffnet worden war. Die Wahl fiel auf die ehemalige Prämonstratenser-Abtei zu Schussenried, wo sofort für 300 Kranke Plätze geschaffen wurden, welche jedoch bald besetzt waren und Erweiterungsbauten notwendig machten. Schussenried wurde ebenfalls, ähnlich wie Winnental, in erster Linie als Heilanstalt errichtet, so daß nunmehr Zwiefalten gezwungen war, aus den beiden Heilanstalten des Landes unheilbare Kranke zu übernehmen. Dieser Aufgabe konnte es auf die Dauer nicht mehr genügen, zumal die örtlichen Verhältnisse eine nennenswerte Vergrößerung nicht zuließen. Dieser Notlage verdankt Weißenau seine Entstehung. Diese Pflegeanstalt wurde am 1. April 1892 eröffnet, ebenfalls in einem früheren Klostergebäude, dem ehemaligen Prämonstratenserkloster zu Weißenau im Schussental, 20 Minuten von der Stadt Ravensburg entfernt, an der Bahnlinie Ulm-Friedrichshafen gelegen.

Im Jahre 1899 erhielt Zwiefalten, wie die übrigen Staatsirrenanstalten, die Bezeichnung „K. Heil- und Pflegeanstalt“ und einen kleinen Aufnahmebezirk zugewiesen, aus welchem auch heilbare Geisteskranke aufgenommen werden durften. Im Jahre 1903 ist anläßlich der Eröffnung der neuen Anstalt Weinsberg — der einzigen neuerbauten des Landes — sämtlichen Staatsirrenanstalten die Bezeichnung „K. Heilanstalt“ gegeben worden. Im Jahre 1905 hat jede der Anstalten einen entsprechend großen Aufnahmebezirk erhalten, aus welchem die Anstalt die Geisteskranken ohne Unterschied aufzunehmen hat. Die Zahl der Aufnahmen betrug in den Jahren 1906 bis 1910 durchschnittlich jährlich 102, der Abgang 96 Kranke. Der Krankenstand in der Hauptanstalt beläuft sich derzeit auf etwa 520 Pfleglinge.

Dies ist in äußeren Zügen nach *Camerer* der äußere Werdegang der Anstalt, wie er sich ergibt im Verein mit den Fortschritten der Irrenfürsorge Württembergs. Dieser geschichtliche Rückblick war nötig, um die Bedeutung Zwiefaltens für die einzelnen Abschnitte des württembergischen Irrenwesens zu beleuchten.

Die Eröffnung der Irrenanstalt Zwiefalten bedeutet für Württemberg die Anerkennung des Grundsatzes, daß Geisteskranke besonderer Anstalten und Einrichtungen bedürfen. Daß diese damaligen Einrichtungen heutzutage vielfach Kopfschütteln erregen, teilt Zwiefalten mit allen Anstalten jener Zeit. Schon der Umstand, daß Sträflingen die Wartung der Kranken noch eine Reihe von Jahren anvertraut war, erregt unser Befremden.

Dem Geiste der damaligen Zeit und der herrschenden irrenärztlichen Ansicht entspricht es durchaus, daß auch in Zwiefalten an Geisteskranken körperliche Züchtigungen vorgenommen worden sind. Demgegenüber verdient hervorgehoben zu werden, daß andererseits schon zu jener Zeit der freien Behandlung und der Arbeitstherapie in weitem Maße Rechnung getragen worden ist. Die Arzneibehandlung kam ebenfalls nicht zu kurz. Der Hydrotherapie wird schon bei den Plänen zur Einrichtung der Irrenanstalt in Zwiefalten Erwähnung getan, indem gefordert wird, daß „auf ein Badzimmer und auf die in dem Klinikum zu Tübingen vorhandenen Einrichtungen zu einem Sturzbad, einem Tropfbad und einem Dampfbad" Rücksicht genommen werden solle. Die räumliche Trennung der ruhigen von den unruhigen Kranken war von Gründung der Anstalt an stets im Auge behalten und nach Möglichkeit durchgeführt worden. Wir können also mit Befriedigung feststellen, daß schon die ersten Jahrzehnte der Irrenbehandlung in Zwiefalten durchaus den Stempel der Humanität trugen und auf damals modernen irrenärztlichen Grundsätzen beruhten. Dazu mag nicht zum wenigsten beigetragen haben, daß der zweite Hausarzt der Anstalt, Dr. *Elser* (1817—1837), um die Mitte der zwanziger Jahre eine Instruktionsreise nach Paris und kurze Zeit darauf eine solche auf den Sonnenstein ausführen konnte. Letztere Anstalt wurde im Jahre 1811 als erste in Deutschland gegründet, welche die Heilung der Kranken als ihre Aufgabe in den Vordergrund stellte. Dr. *Elser* legte großen Wert auf die Beschäftigung der Kranken im Freien; ferner beantragte er die Anschaffung eines galvanischen Apparates, um auf die verstimmte und herabgesunkene Muskeltätigkeit einwirken zu können, und einer Schaukel, um das Gehirn und den Unterleib, den gewöhnlichen Sitz der Geistes- und Gemütskrankheiten, wohltätig und mit Kraft zu erschüttern.

Einen erheblichen Schritt in der Entwicklung vorwärts tat die Anstalt unter ihrem ersten ärztlichen Direktor Dr. *v. Schäffer* (1838 bis 1874), welcher es meisterhaft verstand, aus den Unheilbaren zu machen, was irgendwie noch zu machen war. Er hob sie durch ersprießliche erzieherische Maßnahmen sozial, machte sie äußerlich geordnet und vielfach wieder gesellschaftfähig, weckte in ihnen schlummernde Interessen und ruhenden Tätigkeitstrieb. So gelang es ihm manchen Kranken aus dem Stumpfsinn zu erwecken und zu nutzbringender Beschäftigung zu veranlassen. Seine Erfolge auf dem Gebiete der Arbeitstherapie können auch heute noch in mehr als einer Richtung als musterhaft bezeichnet werden. Daneben wurde Dr. *v. Schäffer* in der ganzen Umgegend als der geschickteste und hervorragendste Arzt geschätzt und aufgesucht. Seine großen Verdienste um die Anstalt wurden auch höheren Ortes gewürdigt und ihm Auszeichnungen mehrfach zuteil. Wissenschaftlich ist Dr. *v. Schäffer* kaum hervorgetreten; es liegt von ihm nur ein Bericht über die Brechruhrepidemie im Jahre 1854 vor, welcher in der Allg. Ztschr. f. Psych. zum Abdruck gelangt ist.

Den Höhepunkt in wissenschaftlicher Hinsicht erreichte Zwiefalten unter seinem zweiten ärztlichen Direktor Dr. *J. L. A. Koch* (1874—1898); sein Name hat die Anstalt Zwiefalten außerhalb des engeren Vaterlandes erst bekannt gemacht. Sein umfassendes Wissen, sein verständnis- und liebevolles Entgegenkommen, sein klarer Blick und seine Menschenkenntnis befähigten Dr. *J. L. A. Koch* dazu, bei seinen Assistenzärzten den wissenschaftlichen Sinn zu wecken, sie vielseitig anzuregen und zu fördern. Seine Lehre von den psychopathischen Minderwertigkeiten wird ihm in der psychiatrischen Literatur dauernd einen Ehrenplatz sichern. Die praktischen Konsequenzen dieser Lehre treten jetzt mehr und mehr zutage und zeigen, wie fruchtbar die Anregungen gewesen sind, welche Dr. *J. L. A. Koch* gab und noch weiterhin geben wird.

Wenn wir uns den Vorentwurf zu einem deutschen Strafgesetzbuch vergegenwärtigen, so können wir uns nicht der Überzeugung entschlagen, daß gar manches über die verminderte Zurechnungsfähigkeit, über die Beurteilung der jugendlichen Straffälligen sowie über den Strafvollzug an Jugendlichen und Psychopathen auf die Lehren *Kochs* zurückgeht und von ihm inspiriert worden ist. Ähnliches gilt auf dem Gebiete der Pädagogik und der Psychotherapie; auch hier finden wir auf Schritt und Tritt Beziehungen zu *Kochs* Anschauungen und Abhandlungen. Es dürfte nicht ein Zufall sein, daß die heutige Psychiatrie wieder mehr sich diesem überaus wichtigen Gebiete zuwendet, auf welchem insbesondere *Ziehen* in letzter Zeit tätig ist. Für Württemberg bedeutet *Kochs* Lehre die Wiederaufnahme kriminalpsychologischer Studien und Untersuchungen von ärztlicher und juristischer Seite, deren sozial einschneidende Bedeutung das neue deutsche Strafgesetzbuch dereinst dartun wird. Hat so Dr. *J. L. A. Koch* in wissenschaftlicher Beziehung bahnbrechend gewirkt, so ist ihm andererseits der Blick für die praktischen Aufgaben der Anstalt dadurch nicht getrübt worden. Hier galt es viel unter erschwerenden Umständen und Hindernissen zu leisten. Bei einem Krankenstand bis zu 560, lange Zeit mit e i n e r ärztlichen Hilfskraft nur arbeitend, war die Arbeitslast eine gewaltige und auf die Dauer unerträgliche, seine Gesundheit erschütternde. Als die lang ersehnten und erstrebten Änderungen und Reorganisationen endlich zur Tat werden sollten, da war die Kraft Dr. *J. L. A. Kochs* gebrochen, so daß er den größten Teil der praktischen Durchführung seinem I. Oberarzt Dr. *P. Kemmler*, einem Schüler *Wernickes* und *Kräpelins*, überlassen mußte. *Kemmlers* hervorragender organisatorischer Begabung gelang es, in den Jahren 1895—1898 grundlegende Veränderungen im inneren und äußeren Ausbau der Anstalt teils einzuleiten, teils durchzuführen. Die Zellenbehandlung wurde, soweit irgend möglich, eingeschränkt und in umfassendem Maße die Bettbehandlung eingeführt, es wurden Wachabteilungen und Dauerbäder eingerichtet, Kostformen geschaffen und der Genuß geistiger Getränke verdrängt. Die freie individualisierende Verpflegungsform war der Leitstern der ärztlichen Behandlung und Tätigkeit geworden. Durch zahlreiche Entlassungen und durch Einführung der familialen Verpflegung wurde für Beschaffung von Anstaltplätzen Sorge getragen. Im Frühjahr 1898 mußte Dr. *J. L. A. Koch* aus Gesundheitsrücksichten um Enthebung von seinem Dienst bitten. Ihm folgte als dritter ärztlicher Direktor Dr. *O. Binder*, welcher leider schon im Jahre 1901 einer Blutvergiftung zum Opfer fiel. Dr. *O. Binder* suchte den weiteren inneren Ausbau der Anstalt der Vollendung zuzuführen; insbesondere ließ er es sich angelegen sein, die individuelle Krankenbehandlung möglichst zu vervollkommnen und die Krankenpflege zu heben. Daneben fand er noch Zeit, sich wissenschaftlich zu betätigen. Alle seine Abhandlungen zeugen von einem umfassenden Wissen, einer scharfen Beobachtung und trefflichen Darstellung. Von seiner Arbeitskraft und Schaffensfreude hätte die württembergische Psychiatrie noch manche schöne Frucht erhoffen dürfen.

Seit 1901 steht die Anstalt unter dem ärztlichen Direktor Dr *Krimmel*, welcher in zielbewußter Weise sowohl die bauliche Vervollkommnung der Anstalt, als auch die verwaltungstechnische Modernisierung des Betriebes und die Weiterentwicklung der praktischen Irrenpflege in Angriff genommen und bedeutend gefördert hat. Ihm ist es heute zu danken, daß die Anstalt sowohl nach außen wie nach innen den Vergleich mit keiner andern Anstalt zu scheuen hat, und daß sie nach 100 Jahren noch die regen Triebe des Vorwärtsstrebens und der Aufwärtsentwicklung in unverminderter Kraft besitzt und betätigt.

Daß in einem Lande von der Größe Württembergs mit nunmehr fünf staatlichen Irrenanstalten Zwiefalten jederzeit eine bedeutende Rolle gespielt hat, ist ohne weiteres verständlich. Schon ihre Stellung als Mutteranstalt der lange Jahre überragenden Anstalt Winnental verbürgt ein gewisses Ansehen. Die Bedeutung ihrer ärztlichen Leiter, sei es in praktischer, sei es in wissenschaftlicher Beziehung, hat die Anstalt Zwiefalten während 100 Jahren ehrenvoll bestehen lassen. Ihr Einfluß auf die anderen Anstalten ist in vieler Richtung ein sehr nennenswerter; dazu trägt schon der Umstand bei, daß frühere Zwiefaltener Ärzte sich an sechs Anstalten des Landes befinden und als lebendige Vermittler dort gesammelter Anschauungen und Erfahrungen wirken. Die gerichtliche Psychiatrie des Landes hat von Zwiefalten den stärksten und nachhaltigsten Anstoß erhalten. In der Modernisierung der Einrichtungen und des Betriebes ist Zwiefalten den Anstalten Schussenried und Winnental vorangegangen. Die in Zwiefalten bewährten Reformen haben sich bei der Errichtung Weißenaus und noch mehr beim Neubau Weinsbergs nicht verleugnet und ihre Früchte getragen.

Alles in allem dürfen wir wohl sagen, die Anstalt Zwiefalten ist der Ursprung der württembergischen Psychiatrie, sie bildet auch jetzt noch ein Bindeglied zwischen den anderen Anstalten und hat es trotz ihrer 100 Jahre verstanden, den neuzeitlichen Forderungen, soweit es die Verhältnisse gestatten, vollauf gerecht zu werden.

Möge ihr auch das zweite Jahrhundert ihres Bestehens reiche Erfolge bescheren!

Literatur.

Medizinalrat Dr. *Camerer*, Die Entwicklung der Irrenfürsorge im Kgr. Württemberg. Carl Marhold. Halle a. S. 1911.

Med.-Räte Dr. *Camerer* und *Krimmel*, Geschichte der Kgl. württ. Heilanstalt Zwiefalten 1812—1912.

Med.-Rat Dr. *J. L. A. Koch*, Zur Geschichte des Irrenwesens in Württemberg. Württ. Med. Korrbl. 1879.

Marquart, Zur Geschichte des Irrenwesens in Württemberg. Württ. Med. Korrbl. 1905, 1906, 1907.

J. L. A. Kochs psychiatrische Lehren in ihrer Bedeutung für die Entwicklung der klinischen Psychiatrie.

Von

Prof. Dr. R. **Gaupp**, Tübingen.

Direktor der württembergischen Staatsirrenanstalt Zwiefalten war von 1874 bis 1898, also 24 Jahre lang, *Julius Ludwig August Koch* (1841—1908), der Sohn eines ursprünglich aus Hannover stammenden praktischen Arztes in Laichingen [1]). Sein in drei Teilen erschienenes Werk über „die psychopathischen Minderwertigkeiten" (1891—1893) bildet einen Markstein in der geschichtlichen Entwicklung der deutschen Psychiatrie. Mit diesem Buche ist *Koch*, der schon vorher eine anerkannte wissenschaftliche Tätigkeit entfaltet hatte, auf dem Gebiete der Psychiatrie in die erste Reihe klinischer Forscher eingetreten. So erscheint es angezeigt, bei der Jahrhundertfeier der Heilanstalt Zwiefalten sich mit der markantesten wissenschaftlichen Persönlichkeit, die an ihr eine leitende Stellung innegehabt hat, zu beschäftigen und vor allem zu untersuchen, welche Bedeutung die wissenschaftliche Arbeit *Koch*s für die Forschung hatte und inwiefern sie auch heute noch fruchtbringend wirkt.

Die abnormen Seelenzustände haben seit langer Zeit von zwei Seiten eine wissenschaftliche Bearbeitung erfahren: die Geisteskranken wurden in den Irrenanstalten studiert und beschrieben; die nicht „anstaltsbedürftigen" Nervösen, Hysterischen, an „Neurosen" Leidenden fielen in die Domäne des Internisten; in seine Hände kamen sie namentlich dann, wenn ihr Leiden sich mit körperlichen

---

[1]) Vgl. den Nekrolog über *J. L. A. Koch* von seinem Freunde *A. Römer* im Württ. Med. Korrbl. 1908.

Störungen verquickte, wenn körperliche Beschwerden sie veranlaßten, überhaupt ärztliche Hilfe aufzusuchen. Der moralisierende Charakter der alten Psychiatrie war einer ärztlich-naturwissenschaftlichen Auffassung leichterer psychischer Störungen an sich nicht günstig, auch kam der geschulte Psychiater, der ja meist in ländlicher Anstalt saß, mit den Nervösen und Psychopathen kaum in Berührung. Dem psychiatrisch wenig geschulten Internisten boten sich in populären Schlagworten wie Hysterie, Hypochondrie, Nervosität, später Neurasthenie Begriffe, unter die vieles oder alles unterzubringen war, was als funktionelles Nervenleiden zwischen den Psychosen und den organischen Nervenkrankheiten oder anderen leiblichen Erkrankungen ein ungern geduldetes Dasein im System der Medizin führte.

Der erste Fortschritt kam von Belgien und Frankreich. *Morel*, *Moreau*, *Legrand du Saulle*, *Saury* und namentlich *Magnan* gingen mit dem geschärften Auge des Psychiaters an das Studium der degenerativen oder — wie man damals fast gleichbedeutend zu sagen pflegte — der hereditären psychischen Störungen. Es ist heute zweifellos geworden, daß *Morels* Entartungslehre mit der klinischen Erfahrung nicht übereinstimmt; trotzdem haben seine Aufstellungen einen großen Fortschritt gebracht: das Suchen nach dem Zusammenhang der polymorphen hereditären Formen zwang zum Studium der leichteren Störungen und der Habitualzustände bei den episodisch gestörten Degenerierten. *Magnans* Lehre bringt dies ja hinreichend deutlich zum Ausdruck. Als die Anschauungen des Amerikaners *Beard* über die Neurasthenie von 1880 ab auch außerhalb Amerikas Gemeingut der Ärztewelt wurden, sah man ähnliche Bilder psychisch-nervöser Störungen bei „Hereditariern" einerseits und bei früher gesunden Erschöpften, Überarbeiteten, durch körperliche Krankheit Geschädigten auftreten. Damit war die Zeit gekommen, daß ein psychologischbegabter und klinisch-psychiatrisch geschulter Fachmann an die Aufgabe heranging, das große Grenzgebiet, das zwischen psychischer Gesundheit und ausgesprochener Geisteskrankheit liegt, einer zusammenfassenden systematischen Bearbeitung zu unterziehen. *Koch* hat diese Aufgabe in Angriff genommen und für seine Zeit vortrefflich gelöst. Es ist nicht ohne Interesse, zu sehen, wie der Leiter einer vom Verkehr weitab liegenden Pflegeanstalt mit vorwiegend unheilbaren

Insassen, ein Arzt also, der gerade für dieses Gebiet der seelischen Grenzzustände wenig „Material" zu haben schien, es fertig gebracht hat, alle Formen leichter psychischer Regelwidrigkeiten, die flüchtigen wie die dauernden, die angeborenen wie die erworbenen, mit glänzender psychologischer Begabung zu schildern — ein sprechender Beweis dafür, daß es nicht bloß auf die Größe des Materials, sondern ebensosehr auf die Schärfe der Beobachtung ankommt, wenn Neues und Wertvolles auf klinischem Gebiet geleistet werden soll.

Die „psychopathischen Minderwertigkeiten" sind *Kochs* Hauptwerk. Um aber dieses Werk in seiner ganzen Eigenart zu verstehen, bedürfen wir eines Einblickes in die gesamten psychiatrischen Lehren seines Verfassers. Ja noch mehr; es genügt nicht, den Psychiater *Koch* zu kennen, wir müssen uns mit dem Schriftsteller *Koch* überhaupt etwas befassen, ehe wir in das Detail seiner klinischen Lehren eintreten können. Denn als *Koch* an die Schilderung der seelischen Grenzzustände heranging, waren es wohl namentlich bestimmte philosophische, religiöse, psychologische und pädagogische Motive, die ihm die Feder in die Hand drückten.

J. L. A. Koch ist als wissenschaftliche Persönlichkeit ein interessantes psychologisches Problem. Ein gläubiger, dem positiven Christentum völlig hingegebener Mann, ein erkenntnistheoretischen Problemen zugewandter Psychologe mit starken metaphysischen Bedürfnissen, ein gut beobachtender Irrenarzt, den auch anatomische Fragen viel beschätfigten, ein gerichtsärztlicher Sachverständiger, der als überzeugter Anhänger der Lehre von der Willensfreiheit oft vor die Frage gestellt wurde, ob ein psychisch abnormer Mensch die freie Willensbestimmung nicht mehr besitze — und endlich noch ein Mann, dem die Natur kein leichtlebiges Temperament gegeben hatte, sondern der die enge Nachbarschaft von Gesund und Krank im eigenen Innern erleben mußte — es liegt auf der Hand, daß es eines eindringlichen Studiums bedarf, um hier die Zusammenhänge des inneren Wesens und der geistigen Arbeit klar herauszufinden.

Eines steht mir fest: das Leitmotiv seines persönlichen wie auch seines wissenschaftlichen Lebens war die Religion. Die Überzeugung des positiven Christen stand ihm voran und die Wissenschaft hatte sich mit dieser Überzeugung als einer unabänderlichen in Einklang zu setzen.

Wo er auf philosophischem Gebiet an die Schranken menschlicher Erkenntnis geriet, da war er nicht gewillt, erkenntnistheoretischer Agnostiker zu werden, da zwang ihn sein Gottesglaube, philosophische Gedanken mit religiös Erlebtem so lange zu vermischen, bis eine einheitliche Weltanschauung hergestellt war. *Koch* selbst hat seine philosophische Arbeit hoch eingeschätzt, er glaubte, auf erkenntnistheroretischem Gebiet über *Kant* hinausgelangt zu sein, *Kant* wissenschaftliche Irrtümer nachgewiesen zu haben. Es ist nicht meine Absicht, zu diesen Fragen hier Stellung zu nehmen; ich berühre sie nur, soweit sie bei *Koch* für psychiatrische Probleme von Belang sind. Aber ich kann doch nicht verschweigen, daß ich *Kochs* philosophische Schriften nicht sehr hoch einzuschätzen vermag. Ein Kritiker (*Hartung*) hat von ihm gesagt, er stehe nicht in der Philosophie, sondern über ihr. Insofern der religiöse Mensch den Gottesglauben als das Höchste einschätzt, mag man dieses „Darüberstehen" zugeben; wer nur mit dem Maßstab der Wissenschaft an die Beurteilung der erkenntnistheoretischen und systematisch-philosophischen Schriften herangeht, wird eher sagen müssen, *Koch* stehe neben der streng wissenschaftlichen Philosophie.

Doch genug der Kritik hierüber. Die philosophischen und religiösen Anschauungen wirken nun aber in sehr starker Weise auf *Kochs* Psychologie ein und sind damit auch von Bedeutung für seine psychiatrische Beurteilung. In der Behandlung des Leib-Seele-Problemes ist *Koch* strenger Dualist; so gut sich manches anhört, was er gegen einen flachen Materialismus vorbringt, der damals in den 80er Jahren noch einflußreicher war, als in der Gegenwart, so fremdartig erscheinen uns viele seiner eigenen Ausführungen. In der ersten Auflage seines Grundrisses der Philosophie war noch von einem Seelenfluidum die Rede; diesen Begriff läßt er später fallen; dagegen hielt er immer an einer strengen Trennung von Seele und Geist fest. Als Anhänger *Webers* vertrat er die Meinung, daß der Stoff (die Natursubstanz), sobald er zu einem sensiblen Nervensystem mit Gehirn konfiguriert sei, es auch zu einem subjektiven sogenannten psychischen Leben zu bringen vermöge; dessen Denken sei und bleibe aber qualitativ anders als das Denken des vom Leibe wesensverschiedenen Geistes. In dem aus Atomen zusammengesetzten Leib ist bei Tier und Mensch eine Seele, die nicht atomistisch zusammengesetzt ist. Bei Tier und Mensch ist die Seele mit dem Leib zu einer Einheit verbunden, in der, was geschieht, notwendig so geschehen muß, wie es geschieht. Niemand weiß und niemand wird es wohl je wissen, wie diese Verbindung beschaffen ist und wie sie sich vollzieht. Ebenso entzieht sich der Feststellung, was beim Tod des Tieres aus der Seele wird. Eine gesonderte Fortdauer hat die Seele des Tieres jedenfalls nicht. Anders der Mensch. Er hat nicht bloß einen Leib und eine Seele, sondern auch einen unsterblichen immateriellen Geist, dem die Freiheit zukommt. Das freie Wollen und Tun des Menschen ist „ein freies Sichentscheiden des Menschen für das Wollen oder Nichtwollen, für das Tun oder Lassen von etwas, wozu ein Antrieb seelisch-leiblich vermittelt im Menschen auftaucht oder das in seelisch leiblicher Vermischung vom Geiste gesucht oder besessen wird“. Der wissenschaftliche Determinismus, die Lehre, daß die Annahme einer menschlichen Willensfreiheit auf Täuschung beruhe, wird von *Koch* als komisch und widersinnig abgelehnt. Wäre das Handeln des Menschen mit eiserner Notwendigkeit vorher bestimmt, so wäre die psychologische Tatsache einer Gewissensnot des Handelnden, so wären seine Vorwürfe, seine Reue nach der Tat eine grundlose und zwecklose Peinigung und widersinnig. Der Geist des Menschen ist also von der mit dem Leibe verketteten Seele prinzipiell verschieden; er ist nicht etwa bloß eine Weiterentwicklung der Seele, er kommt nur dem Menschen, nie dem Tier zu. Der menschliche Geist ist fürs Gute bestimmt, es ist in ihm ein Antrieb zum Guten; das beweist die Tatsache des Gewissens, das im Weltplan gelegen sein muß. Zwar gibt das Gewissen keine bestimmten Einzelvorschriften, doch sagt es uns, daß wir das Rechte und Gute tun sollen, es sagt uns ferner, ob unsere Handlungen jeweilig mit unserer Überzeugung im Einklang stehen. Je mehr die ganze, vielleicht im Kampfe mit sich selbst errungene Gesinnung des Menschen, sein Wünschen, seine Entschließungen und sein Tun seiner Bestimmung entsprechen, desto weniger mehr ist er frei, sich für das Schlechte zu entscheiden, destomehr aber bekommt er ein Gefühl des Freiseins. Er empfindet es wohltuend, daß er „frei ist von der Gewalt dessen, wofür sich zu entscheiden zwar seine Natur auch jetzt nicht schlechthin unmöglich, aber nicht ihre Bestimmung ist.“ (Der menschliche Geist und seine Freiheit, 1882.)

Diesen wissenschaftlichen Indeterminismus vertritt *Koch* bei jeder Gelegenheit mit Nachdruck und er spielt auch in seine psychologische und forensische Beurteilung des seelisch-Abnormen häufig mit hinein. In einer seiner letzten Schriften (Die menschliche Freiheit, Verantwortlichkeit, Zurechnungsfähigkeit, 1901) hat er seine Grundanschauungen über die relative Freiheit des menschlichen Willens noch einmal eingehend dargelegt; er spricht dort von einer religiösen Grundwahlfreiheit des Menschen, von seiner Fähigkeit, sich mit freier Selbstbestimmung Gott zuzuwenden oder sich von Gott abzuwenden, von einer relativen sittlichen Freiheit, die auch dem Geisteskranken bisweilen nicht völlig fehle, wenngleich dieser praktisch in foro immer als unzurechnungsfähig zu bezeichnen und für kriminelle Handlungen nicht zu bestrafen sei.

In einer kleinen Abhandlung über die Seelenvermögen (1882) verwirft *Koch* die übliche Dreiteilung in Vorstellen, Fühlen und Wollen und führt als besondere Vermögen an: das Vermögen zu fühlen, zu empfinden, zu unterscheiden, Gedächtnis zu haben, auf den Leib Einfluß auszuüben. Ein Jahr vorher hatte *Koch* (Über das Unterscheidungsvermögen, 1881) in einer Auseinandersetzung mit *Ulrici*, dem Hallenser

Philosophen, dem er sich in seinen allgemeinen Anschauungen nahe verwandt fühlte, seine Anschauung über das Bewußtsein dargelegt. Dieses ist ihm eine Grundtatsache, eine nicht weiter analysierbare und erklärbare, mit dem psychischen Leben unmittelbar gesetzte Erscheinung. Ein Unterscheiden ohne Bewußtsein, das *Ulrici* annahm, lehnt *Koch* ab, den Begriff der unbewußten Sinnesempfindung verwirft er. Es gibt, so lehrt *Koch*, eine Seele als besondere Substanz, die sowohl Unterscheidungsvermögen als Bewußtsein hat, beide nebeneinander als fundamentale Energien, nicht eine durch die andere bedingt, beide für unsere Erfahrung nicht existierend ohne ein leibliches Substrat, das der Seele dient, beide auf Grund apriorischer Anlage sich entwickelnd im Kontakt mit der Sinnenwelt.

Am Bewußtsein unterscheidet *Koch* (Von Bewußtsein in Zuständen sogenannter Bewußtlosigkeit, 1877) die Energie und den Inhalt. Bei manchem, was man „Bewußtlosigkeit“ nennt, ist das Bewußtsein keineswegs aufgehoben; es braucht nicht einmal die Bewußtseinsenergie vermindert zu sein: wohl aber ist der Rapport mit der Außenwelt gestört, das normale Reagieren auf die Einwirkungen der Außenwelt hört auf; auch ist der Rapport mit dem „objektiven Ich“ unterbrochen. Der Bewußtlose steht mit sich selbst als dem, der erwirklich ist, in keiner Beziehung mehr, „er ist nicht mehr bei sich“. Aufdem psychosensorischen und assoziativen Gebiet fehlt dem Bewußtlosen die Unterscheidung, auf dem psychomotorischen die Besonnenheit.

Soviel zur Einleitung! Wichtiger als diese Darlegungen, für die unsere moderne Psychologie großenteils schärfere und klarere begriffliche Umgrenzungen gefunden haben dürfte, sind *Kochs* klinisch-psychiatrische Schriften. Mit seiner ausgezeichneten statistischen Arbeit (Die Statistik der Geisteskrankheiten in Württemberg und der Geisteskrankheiten überhaupt. Stuttgart 1878. W. Kohlhammer) erwies er sich als ein sorgfältiger, vorsichtig und konsequent arbeitender Forscher auf einem Gebiet, dessen praktische Bedeutung immer anerkannt wurde, dessen erfolgreiche Bearbeitung jedoch noch heute in der Hauptsache ein pium desiderium ist. Was der einzelne leisten kann, das ist von *Koch* geleistet worden, und mit vollem Recht haben auch spätere Bearbeiter statistischer Fragen den *Koch*schen Versuch als besonders trefflichen hervorgehoben (so z. B. *Kollmann* in seiner 1883 erschienenen Arbeit über die geisteskranke Bevölkerung Oldenburgs). Manche Lehre, die neuerdings mit Nachdruck vertreten wird, so z. B. der Satz, daß die relative Zunahme der Zahl der Geisteskranken noch nicht bewiesen sei und daß die rapide Zunahme der Zahl der Anstaltsinsassen für die Feststellung der gesamten Morbiditätsziffer keinen brauchbaren Anhalt gebe (*Rieger*, *Hoche*, *Bumke* u. a.) findet sich schon bei *Koch* 1878 in trefflicher Begründung. In den Abhandlungen über die primäre Verrücktheit (Beitrag zur Lehre von der primären Verrücktheit 1879; die primäre Verrücktheit 1880) treffen wir manche feinen Detailbeobachtungen und prognostischen Ausführungen. Nament lich wird die zunehmende affektive Verblödung und Willensschwäche der Formen geschildert, die man nach *Kräpelin*scher Terminologie als paranoide Variante der Dementia praecox bezeichnen würde. Gemäß den Anschauungen jener Tage (*Westphal*, *Snell* usw.) vertritt auch Koch die Meinung, daß bei der Verrücktheit die intellektuellen Störungen die primären Symptome (*Griesinger*s Primordialdelirien) darstellen, die nicht affektiv bedingt seien; wenn bei der Verrücktheit stärkere affektive Störungen auftreten, so seien sie die Folge der Wahnvorstellungen und Sinnestäuschungen oder höchstens neben den wichtigeren intellektuellen Störungen als gleichzeitige, aber mehr untergeordnete Anomalien zu nennen. Dabei macht nun *Koch* die Bemerkung, daß bei der Verrücktheit die Wahnvorstellungen nicht den rechten Eindruck auf die Gefühle machen. Je lebhafter zu Beginn der Erkrankung der Affekt mitergriffen sei, desto sicherer und früher pflege im weiteren Verlauf hochgradige geistige Schwäche mit starker Verwirrtheit, Gedankenarmut, Abschwächung der Auffassung aufzutreten. (In der Sprache der heutigen klinischen Systematik: Die akuten und subakuten Formen der paranoiden Dementia praecox verblöden rascher und tiefer als die mit schleichendem Beginn und Verlauf). *Koch* macht ferner darauf aufmerksam, daß die wenig tiefe Gefühlswirkung der Wahnvorstellungen ihr Analogon im Traume habe (Die Variabilität der Wahnvorstellungen und Sinnestäuschungen 1885). Genau so wie der Träumer durch schmerzhafte Ereignisse seines Traumlebens innerlich relativ wenig berührt werde, und wie im Traume heterogene Vorstellungsreihen sich affektiv wenig stören, sei es auch beim Verrückten: sein Größenwahn wirke oft nur wenig auf Stimmung und Selbstgefühl, und der Kranke, der etwa behaupte, Gott und Herr über alles zu sein, gebe gleichzeitig an, er sei Bauer oder Taglöhner. (Man vergleiche hierzu die moderne Heranziehung des Traumlebens zum Verständnis schizophrener Symptome). Mit dem Jahre 1888 beginnen *Kochs* lehrbuchartige Darstellungen der klinischen Psychiatrie (Kurzgefaßter Leitfaden der Psychiatrie, 1888, 2. Aufl. 1889. Spezielle Diagnostik der Psychosen. 1890. Diagnostischer Überblick über die Psychosen in „*Börners* Reichsmedizinalkalender, 1892 und folg. Jahrgänge. Die psychopathischen Minderwertigkeiten, 1891—93).

Es liegt nicht in meiner Absicht, *Kochs* ganze klinische Formenlehre hier im einzelnen zu schildern. Vieles darin ist heute veraltet, in vielem anderen gibt er nur die Ansichten seiner Zeitgenossen wieder, und nur in einzelnen Teilen geht er seine eigenen Wege; mit diesen müssen wir uns bekannt machen.

Ich gebe zunächst einen Überblick über *Kochs* System der Psychosen und psychopathischen Minderwertigkeiten, wie ich es aus den verschiedenen Schriften des Verfassers zusammengestellt habe.

I. Selbständige elementare psychische Anomalien.

A. von psychotischem Charakter, z. B. vereinzelte freistehende Halluzinationen.

B. von psychopathisch-minderwertiger Natur (z. B. einzelne Zwangsvorstellungen). Beide können vorkommen:
   1. bei sonst gesunden Personen.
   2. bei körperlich Kranken.
   3. bei psychopathisch Minderwertigen.
   4. bei Geisteskranken.

II. Psychopathische Minderwertigkeiten.

A. Andauernde psychopathische Minderwertigkeiten.
   1. Angeborene andauernde psychopathische Minderwertigkeiten.
      a. die angeborene psychopathische Disposition (kann sein latent oder manifest).
      b. die angeborene psychopathische Belastung.
      c. die angeborene psychopathische Degeneration.
         aa. die intellektuelle angeborene psychopathische Degeneration.
         bb. die moralische angeborene psychopathische Degeneration.
            aaa. aktiver Typus.
            bbb. passiver Typus.
         cc. die allgemeine angeborene psychopathische Degeneration.

aaa. aktiver Typus.
bbb. passiver Typus.

Anhang: Die relative angeborene psychopathische Degeneration. Vorkommen transitorischer Psychosen hiebei. Übergang in Geisteskrankheit.

2. Erworbene andauernde psychopathische Minderwertigkeiten, oft nicht rein erworben, sondern gemischt mit angeboren
   - a. die erworbene psychopathische Disposition.
   - b. die erworbene psychopathische Belastung.
     - aa. die idiopathischen Belastungen.
       - aaa. die leichtere Form.
       - bbb. die schwerere Form.
     - bb. die konstitutionell beeinflußten psychopathischen Belastungen.
       - aaa. die allgemeine konstitutionell beeinflußte psychopathische Belastung.
       - bbb. die spezifischen konstitutionell beeinflußten psychopathischen Belastungen.
         1. die morfinistische,
         2. die anderweitig toxische,
         3. die infektiöse nach Influenza,
         4. die Aprosexia nasalis,
         5. die durch passive Hyperämie des Gehirns bedingte,
         6. die traumatische nach Unfällen,
         7. die onanistische,
         8. die während der Pubertät auftretende,
         9. die in der Schwangerschaft auftretende,
         10. die nach Überschreiten der Lebenshöhe bei Männern beobachtete,
         11. die nach Überanstrengung im Kindesalter,
         12. die in der Haft auftretende.
     - cc. die konstitutionellen erworbenen psychopathischen Belastungen.
       - aaa. die allgemeine konstitutionelle Belastung.
       - bbb. die spezifischen konstitutionellen Belastungen.
         1. die hypochondrische Form.
         2. die hysterische Form.
   - c. die erworbene psychopathische Degeneration.
     - aa. die einfache oder allgemeine erworbene psychopathische Degeneration.
     - bb. die spezifischen erworbenen psychopathischen Degenerationen.

aaa. die epileptische Form.
bbb. die alkoholistische Form.
ccc. die senile Form.
Anhang: Übergang in Psychosen, namentlich in Blödsinn.

B. Flüchtige psychopathische Minderwertigkeiten. Sehr viele Untergruppen:

a. solche mit gedrückter Stimmung.
b. solche mit gehobener Stimmung.
c. solche mit Verstimmung (Angst, Reizbarkeit).
d. solche mit psychischer Unfähigkeit und Mattigkeit.
e. solche mit Verwirrung und Unklarheit der Gedanken.
f. solche bei Epilepsie.
g. solche durch Vergiftung mit Alkohol.
  aa. der gewöhnliche, nicht psychopathische Rausch.
  bb. besondere nicht psychotische Rauschzustände.
  cc. der gewöhnliche Katzenjammer.
  dd. ungewöhnliche Formen des Katzenjammers.
  ee. flüchtige auf der Grundlage andauernder alkoholischer psychopathischer Minderwertigkeit.
  ff. bei der Entziehung des Alkohols.
  gg. alkoholistische Traumzustände.
h. Erinnerungstäuschung des schon einmal Erlebthabens.

Anhang: Kombination mit elementaren psychotischen Anomalien. Übergang in Psychosen.

III. Psychosen.

A. die Idiotie (Schwachsinn und Blödsinn, apathischer und eretischer, einschließlich des Kretinismus).

B. der Irrsinn.

1. die idiopathischen Psychosen.
  a. die Melancholie.
  b. die Tobsucht oder Manie. (Leichte und schwere Form zu unterscheiden.)
  c. die halluzinatorische Verwirrtheit.
  d. der primäre idiopathische Blödsinn, Stupidität.
  e. der sekundäre Blödsinn. Ausgang anderer Psychosen.
2. die konstitutionellen Psychosen.
  a. die einfachen konstitutionellen Melancholien und Manien, einschließlich der rezidivierenden.
  b. das periodische und zirkuläre Irresein (einschließlich das periodische Delirium).
  c. die Verrücktheit oder Paranoia.
  d. der Querulantenwahn.

e. der Wahnsinn (einschließlich den konstitutionell rezidivierenden, remittierenden und exazerbierenden).
f. der einfache primäre konstitutionelle Blödsinn.
g. das moralische Irresein.
h. das impulsive Irresein.
i. das unbestimmte konstitutionelle Irresein.
k. die Unfallpsychosen.
l. das hypochondrische Irresein.
m. das hysterische Irresein.
n. das epileptische Irresein.

3. die organischen Psychosen.
a. das Delirium acutum.
b. die Katatonie.
c. das typische paralytische Irresein.
d. die modifizierten Paralysen.
e. die luetisch modifizierte Paralyse.
f. das alkoholistische Irresein.
aa. alkoholistische halluzinatorische Verwirrtheit.
bb. chronischer Alkoholismus.
cc. alkoholistischer Schwachsinn und Blödsinn.
dd. transitorische Störungen, länger währende Psychosen (Melancholie, Manie, Delirium acutum. alkohol. chron. Verfolgungswahn, alkohol. modifiz. Paralyse, alkohol-epileptische Irreseinszustände, Delirium tremens).
g. das morfinistische Irresein und andere chronische Vergiftungen, so mit Brom, Blei, Quecksilber, Pellagra.
h. das senile Irresein.
aa. interkurrente elementare psychische Anomalien.
bb. seniler Schwachsinn und Blödsinn.
cc. interkurrente transitorische psychotische Anfälle.
dd. senile Melancholie.
ee. senile Manie.
ff. seniler Wahnsinn.
gg. unbestimmtes seniles Irresein.
hh. senile modifizierte Paralyse.

C. Transitorische Psychosen und psychotische Zustände.

Symptomatologische Gruppierung:
a. Angst mit Besinnungslosigkeit.
b. Furorzustände mit Besinnungslosigkeit.
c. halluzinatorisch-delirante Zustände mit Besinnungslosigkeit.
d. Verwirrtheit.
e. Dämmerzustände.

f. Stupor.
g. Ekstase.
h. impulsive Ausbrüche.

Konkrete Arten in klinischer Gruppierung:

1. der Raptus melancholicus.
2. die Mania transitoria.
3. das Delirium.
4. die pathologischen Rauschzustände.
5. der pathologische Affekt.
6. die Schlaftrunkenheit.
7. das Schlafwandeln.
8. das transitorische impulsive Irresein.

Die Namengebung *Koch*s weicht von der heute üblichen weit ab. Vor allem gebraucht *Koch* manche Worte in anderem Sinne als dies heute üblich ist. Ich greife das Wichtigste heraus. *Koch* unterscheidet zwischen Geisteskrankheit (oder Psychose) und Irrsinn; Irrsinn ist der engere Begriff, während zur Geisteskrankheit auch die Idiotie gehört, die vom Irrsinn abgetrennt wird. Die Ausdrücke „Disposition", „Belastung". „Degeneration" bezeichnen in der Hauptsache verschiedene Grade psychischer Anomalien, die Disposition geht bei Zunahme der Störung in die Belastung, letztere dann, wenn noch psychische Schwäche hinzutritt, in die Degeneration über. Demgemäß kennt *Koch* auch erworbene Belastungen und Degenerationen und er kennt keine Degeneration ohne psychische (intellektuelle oder moralische oder gemischte) Schwäche, so daß also das, was *Magnan* den „dégénéré supérieur" nennt, bei *Koch* nur zum kleinen Teil zur Degeneration, weit mehr davon zur angeborenen psychopathischen Belastung gehört. Unter „idiopathisch" versteht *Koch* „bei dem bisher ganz Gesunden auftretend". Demenz wird gleichbedeutend mit Schwachsinn und Blödsinn gebraucht, es gibt also auch eine idiotische Demenz. Der Blödsinn, bzw. die Demenz ist nicht immer unheilbar, es gibt einen primären idiopathischen Blödsinn, der mit Stupidität gleichbedeutend ist und oft völlig heilt (vgl. die „akute Demenz" anderer Autoren). Der Ausdruck Psychopathie umfaßt bei *Koch* (im Unterschied von moderner Terminologie) Psychosen und psychopathische Minderwertigkeiten; die Psychopathie kann angeboren oder erworben sein, ist also gleichbedeutend mit psychischer Anomalie überhaupt. Endlich wird das Wort „organisch" von *Koch* oft in anderem Sinne angewandt, als dies sonst üblich ist. Es steht nicht immer im Gegensatz zu „funktionell", ist nicht immer identisch mit „anatomisch nachweisbar", sondern besagt, daß das Symptom nicht physiologisch, sondern aus der abnormen Beschaffenheit des Gehirns geboren ist, ganz gleichgültig, ob diese abnorme Beschaffenheit nachgewiesen ist oder jemals nachweisbar sein wird. So sagt *Koch* auf S. 2 der psychopathischen Minderwertigkeiten von diesen, daß ihre Ursachen in organischen Zuständen und Veränderungen liegen, die jenseits der physiologischen Grenze sind. Er spricht direkt von organischen Abweichungen funktioneller Art. Wenn er aber in seinem System der Psychosen eine Gruppe als „organische“ abgrenzt, so bedeutet hier das Wort „organisch“, daß die Psychosen auf gröberen, faßbaren Hirnerkrankungen beruhen, so daß die psychischen Symptome nur Teilerscheinungen einer schweren Hirnerkrankung darstellen.

Die erste Gruppe des *Koch*schen Systems bilden die selbständigen elementaren psychischen Anomalien, also selbständige Einzelsymptome, die zum Teil psychotischen Charakter haben (z. B. Sinnestäuschungen), zum Teil psychopatisch-minderwertiger Art sind (z. B. eine vereinzelte freistehende Zwangsvorstellung). Solche selbständigen elementaren psychischen Anomalien sollen bei ganz Gesunden, bei körperlich Kranken, bei psychopathisch Minderwertigen und bei Geisteskranken auftreten. Die Abgrenzung dieser ganzen Gruppe erscheint wenig glücklich. Sicherlich liegt ein Bedürfnis vor, ausdrücklich darauf hinzuweisen, daß einzelne an sich auffällige Symptome wie Sinnestäuschungen bei Gesunden und körperlich Kranken vorkommen (man denke an Luther und Goethe!), daß also ein isoliertes psychopathisches Einzelsymptom noch keine Krankheit beweise; dagegen ist die Aufstellung von selbständigen psychischen Anomalien bei Geisteskranken und Psychopathen als eine vom Gesamtbild völlig abzugrenzende Symptomgruppe klinisch undurchführbar und wenig belangreich. So fehlt denn auch dieser Gruppe jede anschauliche Darstellung; sie erscheint mir mehr als ein Postulat der *Koch*schen Systematisierungsbestrebungen, als daß sie aus den Bedürfnissen der Klinik entstanden sein dürfte.

*Koch*s Schilderung der Idiotie bietet nichts Besonderes, es sei denn das Negativ, daß er den Kretinismus noch nicht von ihr abtrennt und von seinen Beziehungen zur Afunktion der Schilddrüse noch nichts berichtet. In seiner Darstellung der „idiopathischen“ Psychosen kennzeichnet er die akute halluzinatorische Verwirrtheit als heilbare Erschöpfungspsychose des vorher gesunden Menschen. Der sekundäre Blödsinn, der meist aus der Melancholie oder Manie hervorgegangen sei, fasse auch die sekundäre Verrücktheit in sich, die von der primären völlig verschieden sei, kein System der Wahnbildung zeige und besser „konfabulierender sekundärer Blödsinn“ genannt zu werden verdiene. Eine besondere Gruppe, der primäre idiopathische Blödsinn (identisch mit „Stupidität") des vorher ganz Gesunden befalle namentlich jugendliche Personen, sei meist kein völliger Stupor und gehe in der Regel in Genesung über. Es zeigt sich also, daß *Koch* hier den akuten Stupor des manisch-depressiven Irreseins offenbar noch nicht scharf vom hebephrenischen trennt, daß er die depressiven und tobsüchtigen Stadien der jugendlichen Verblödungsformen zum Teil noch zur Melancholie bzw. Manie rechnet und so zu der Meinung kommt, daß Manie und Melancholie, die im übrigen symptomatologisch recht gut geschildert werden, in tiefen sekundären Blödsinn ausgehen können. Es ist bekannt, daß diese Auffassung zu *Kochs* Zeit (es handelt sich um die Jahre 1888 bis 1894) die fast allgemein geteilte war. Reich an feinen klinischen Beobachtungen sind die Kapitel über die konstitutionellen Psychosen (selbständige Psychosen bei angeborenen oder erworbenen konstitutionellen Minderwertigkeiten des Nervensystems). Hier spricht *Koch* in seinen differentialdiagnostischen Ausführungen von dem Überwiegen des „Primordialen" in Wahnbildungen und Impulsen, von dem Unreinen der Krankheitsbilder, dem Gemisch gesunder und krankhafter Züge im Gesamtbild (z. B. bei der folie raisonnante), von dem plötzlichen Beginn und dem unvermittelten Abbrechen der psychotischen Symptome, von der Periodizität der Zustandsbilder aus rein innerer Ursache. Zwischen rezidivierenden Formen und eigentlicher Periodizität wird streng unterschieden. Bei den rezidivierenden Formen kommen die Anfälle (von Manie oder Melancholie) ebenfalls wie bei den periodischen rein von innen heraus, aber sie kommen in regelloser Folge, haben eine verschieden lange Dauer; auch gleicht der eine Anfall viel weniger dem anderen als bei den periodischen Formen, wo oft eine photographische Ähnlichkeit der Einzelanfälle untereinander besteht, bis sich dann später das Bild verwischt. Die Zwischenzeiten zwischen den Anfällen der Periodiker zeigen Symptome psychopathischer Minderwertigkeit. Bei der periodischen Melancholie steht die psychische Gebundenheit bei der periodischen Manie die reizbare Stimmung im Vordergrund. Die Depression des Zirkulären trägt ebenfalls in der Regel die Züge der psychischen Gebundenheit und Apathie. Alle diese Ausführungen werden auch heute noch als richtig anzuerkennen sein. Das „periodische Delirium", das *Koch* mit *Krafft-Ebing* als eine besondere Form gelten und durch periphere Vorgänge (namentlich von seiten der weiblichen Geschlechtsorgane) ausgelöst sein läßt, dürfte wohl in der Hauptsache zur periodischen verwirrten Manie zu rechnen sein.

Die Verrücktheit oder Paranoia läßt *Koch* meist chronisch, selten akut entstehen. Primäre Wahnvorstellungen mit Systembildung sind das Wesentliche; die Unheilbarkeit ist die Regel, die aber Ausnahmen erfährt. Allmählich zeigt sich geistiger Niedergang, namentlich in Form einer Schwäche auf dem Gebiete der Gefühle und Strebungen, aber selten ein hochgradiger terminaler Blödsinn. Die früher übliche Trennung zwischen Verfolgungs- und Größenwahn wird auch von *Koch* noch angeführt, ohne daß er aber diese Einteilung betont. Der Querulantenwahn ist eine Form der Paranoia, der nur aus praktischen Gründen eine gesonderte Betrachtung verlangt. Immer erwächst er wie überhaupt die Paranoia auf konstitutionell abnormem Boden.

Was *Koch* weiterhin unter der Bezeichnung Wahnsinn und einfachem primärem konstitutionellem Blödsinn beschreibt, das dürfte wohl so ziemlich in der Dementia praecox *Kräpelins* aufgehen; vielleicht daß einzelne Formen des Wahnsinns auch zur paranoiden Variante der akuten verwirrten Manie zu rechnen sind. Die Onanie als häufige „Ursache des primären Blödsinns" werden wir nicht mehr gelten lassen.

Das moralische Irresein (von der moralischen Idiotie zu trennen) ist bei *Koch* eine erworbene Geisteskrankheit, die aus verschiedenen Ursachen (z. B. Kopftrauma, andere Psychosen) sich herausentwickeln kann; bei ihr besteht für den Kranken „aus organischen Gründen eine mehr oder weniger vollständige (keineswegs immer eine völlige) Unmöglichkeit, sittliche Regungen und Vorstellungen in entsprechender Weise zu bilden und in sich zu erfahren oder auch nur völlig zu verstehen und zu würdigen, also auch (mehr oder weniger) die Unmöglichkeit, solche Regungen und Vorstellungen zu einer wirksamen Macht in seinem Leben gelangen zu lassen". Niemals sind bloß die moralischen Leistungen geschädigt, immer ist auch eine intellektuelle Schwäche erkennbar, die aber freilich „übersehen" werden kann. Bei dem Kapitel des impulsiven Irreseins finden wir erotomanische, dipsomanische, kleptomanische, pyromanische

Anfälle als paroxystische oder periodische Vorkommnisse auf degenerativer Grundlage aufgeführt.

Das „unbestimmte konstitutionelle Irresein" bringt mit seinem Namen die klinische Erfahrung zum Ausdruck, daß sich das Irresein der Entarteten dem symptomatologisch klassifizierenden Kliniker nicht recht fügen will. Der Polymorphismus dieser Zustände rechtfertigt ja wohl den von *Koch* gewählten Ausdruck, wenn überhaupt eine symptomatische Gruppierung versucht wird.

Als hypochondrisches Irresein beschreibt *Koch* zwei Formen, von denen die eine zur fixierten Wahnbildung („hypochondrische Verrücktheit"), die andere zu einer zunehmenden geistigen Stumpfheit zu „einem immer kleinlicheren und unschöneren Treiben und Gebahren" führt. Das hysterische Irresein läßt *Koch* wie viele Autoren seiner Zeit manchmal auch in einen terminalen hysterischen Schwachsinn und Blödsinn ausgehen, eine Auffassung, die wir heute ablehnen müssen.

Unter den organischen Psychosen wird auch die *Kahlbaum*sche Katatonie aufgeführt. Dabei betont *Koch*, man dürfe nicht jeden Fall mit „katatonischen Erscheinungen" zur Katatonie rechnen. Einzelne katatonische Züge finden sich bei verschiedenen Psychosen ab und zu. Ein periodischer Verlauf komme vor; die Prognose sei nicht so günstig, als sie *Kahlbaum* seinerzeit gestellt habe. Von den katatonischen Haltungs- und Bewegungsanomalien sagt *Koch*, es sei oft schwer zu bestimmen, wieweit und in welcher Art sie psychisch bedingt seien, also, wenn auch zufolge von „Krampf", so doch nur mittelbar vom Vorstellungs- und Willensleben aus eintreten. Den Ausdruck Paralyse faßt *Koch* noch in etwas anderem Sinne, als es heute üblich ist. Seine „modifizierten Paralysen" haben mit der Dementia paralytica nichts zu tun, vielmehr handelt es sich dabei um die Verblödungen bei diffusen organischen Hirnleiden (Arteriosklerose, Tumor, multiple Sklerose usw.); seine „luetisch modifizierte Paralyse" ist die diffuse Lues cerebri, namentlich die endarteritische Form unserer heutigen Nomenklatur.

In der Gruppe der senilen Geistesstörungen findet sich auch eine senile Manie angeführt.

Von den transitorischen Psychosen und psychotischen Zuständen, die Koch anführt, sind manche heute ihrer klinischen Sonderstellung verlustig gegangen. Seinen „Raptus melancholicus", seine „Mania transitoria", seinen „transitorischen Stupor", sein „transitorisches impulsives Irresein" können wir heute als selbständige Psychosen entbehren. Die Ausführungen über das Wesen der Ekstase, den transitorischen Affekt, die impulsiven Handlungen auf der Basis des Heimwehs bei jungen Personen sind auch heute noch lesenswert.

Ich muß es mir versagen, auf einzelne klinische Anschauungen *Kochs* auf dem Gebiet der Geisteskrankheiten noch genauer einzugehen; es wäre sonst wohl noch manches zu erwähnen. Seine Abhandlung über Wahn und Falschmeinen, seine Einführung des Begriffes der Trümmervorstellungen (Wahnreste bei schizophren Verblödeten), seine präzise Trennung von Primär- und Sekundärsymptomen, seine Unterscheidung von Gemeinwahn und Sonderwahn, seine Heraushebung der Erklärungswahnvorstellungen (vgl. *Wernickes* spätere Lehren), seine Schilderung der wahnbildenden Kraft von fantastischen Einfällen (vgl. *Bonhöffers* „pathologischen Einfall") — all diese Darlegungen zeigen uns den Kliniker *Koch*, der schon vieles beobachtet hat, was später von anderen in ausführlicher Darstellung eingehender begründet wurde und dann Bürgerrecht in der Psychiatrie erhielt.

Doch wenden wir uns nun *Kochs* eigentlicher Neuschöpfug, der Lehre von den psychopathischen Minderwertigkeiten zu. Der Name ist viel getadelt worden, *Möbius* schrieb: „der Himmel bewahre uns vor dieser schrecklichen Nomenklatur". Es ist auch kein Zweifel, daß es praktisch unmöglich ist, eine Störung als „andauernde angeborene intellektuelle psychopathische Degeneration" oder als „die hypochondrische Form der andauernden erworbenen spezifischen konstitutionellen Belastung" zu bezeichnen. Der Ausdruck „Minderwertigkeit" hat besonderen Anstoß erregt, weil nun eben einmal der gemeine Sprachgebrauch bei dem Wertbegriff den ethischen Faktor nicht auszuschalten pflegt, weil man von einem „minderwertigen Menschen" schon lange sprach, ehe es eine „psychopathische Minderwertigkeit" als pathologisches Phänomen gab. *Koch* hat bekanntlich diesen Übelstand selbst wohl gefühlt, er hat nach einer anderen Bezeichnung gesucht, aber keine bessere gefunden. *Möbius* sagte, man solle doch bei dem Ausdruck

Degeneration bzw. Entartung bleiben und sprachliche Neubildungen vermeiden. Dem ist zweierlei entgegenzuhalten: einmal kann vieles von dem, was *Koch* in seinem Buch beschreibt, unmöglich als Degeneration gelten (ich erinnere nur an die flüchtigen psychopathischen Minderwertigkeiten, wie z. B. flüchtige Ermüdungssymptome mit Mattigkeit und Verstimmung). Weiterhin birgt auch der Begriff der „Degeneration" und der „Entartung" im gemeinen Sprachgebrauch einen Wertfaktor in sich, teilt also mit der *Koch*schen Nomenklatur den gleichen Übelstand. Gewichtig erscheint mir der Einwand, daß der allgemeine ärztliche Sprachgebrauch unter „psychopathisch" etwas anderes verstehe als etwa die eben genannten flüchtigen Ermüdungssymptome eines sonst ganz Gesunden. Wir nennen bekanntlich heute „Psychopathen" Menschen mit angeborenen psychischen Regelwidrigkeiten, heißen aber einen früher gesunden Nervös-Erschöpften oder einen sonst gesunden Angetrunkenen ob seines Rausches noch keinen Psychopathen. So ist denn auch *Möbius*' Wunsch, daß uns die *Koch*sche Nomenklatur erspart bleiben möge, in der Hauptsache in Erfüllung gegangen; soviel ich sehe, hat sich die Bezeichuung „psychopathische Minderwertigkeit" in der psychiatrisch-neurologischen Literatur wenig eingebürgert (zu nennen wären etwa die Schriften von *A. Römer*, ein Buch von *Otto Gross*, ein kurzes Kapitel in dem psychiatrischen Lehrbuch von *Alexander Pilcz*, der freilich den Begriff viel enger faßt als *Koch*) während die pädagogische Pathologie (es sei an die Schriften von *Ludwig Strümpell*, *J. Trüper*, *J. F. C. Közle*, *Chr. Ufer*, *A. Spitzner* erinnert), sich häufiger an *Kochs* Namengebung hält. Es ist nun freilich nicht zu vergessen, daß der letzte Grund dafür, daß *Kochs* Terminologie kein Bürgerrecht erhielt, wohl noch ein anderer ist: es liegt im allgemeinen kein Bedürfnis vor, die psychischen Regelwidrigkeiten, die keine Geisteskrankheiten sind unter einem gemeinsamen Begriff zusammenzufassen; denn es ist ja doch im ganzen wenig damit geholfen, wenn ich für den Zwangsvorstellungsgedanken, den moralisch Degenerierten, den mäßig geistesschwachen Epileptiker oder Senilen, den „mit Defekt geheilten" Geisteskranken, den akut Berauschten oder den vom Katzenjammer Geplagten, den durch Arbeit Ermüdeten, den für wenige Minuten Verwirrten eine gemeinsame Bezeichnung habe. Die Zustände sind nach Dauer, Wesen, sozialer und forensischer

Bedeutung so verschieden, daß sie eines gemeinsamen Namens im allgemeinen nicht bedürfen; sie stehen sich zum Teil untereinander viel ferner als einzelne zu bestimmten Geisteskrankheiten stehen.

Koch schrieb in der Vorrede zu seinem Buche, daß er mit ihm etwas Neues bringe, daß er ein selbständiges Gebiet erstmals vollständig darstelle: wohl sei schon bisher Einzelnes unter verschiedener Etikette (hereditäres Temperament, hereditäre Neurose, hereditäres Irresein, Irre sein durch Zwangsvorstellungen, Neurasthenie, Nervosität, nervöse Konstitution, neuropathische Konstitution usw.) geschildert worden, aber nirgends in einheitlichem System und nie mit großen umfassenden Gesichtspunkten. *Möbius* hat dem entgegengehalten, daß *Koch* sich hierin täusche; alles Tatsächliche, was *Koch* bringe, finde sich schon in den Schriften *Magnan*s, dessen Arbeiten *Koch* völlig ignoriere, so daß man glauben möchte, er kenne sie gar nicht. In der Tat hat *Koch Magnan*s Schriften bei Abfassung seines Buches noch nicht gekannt, sie waren in französischen Zeitschriften bald da bald dort erschienen; eine monographische Ausgabe lag noch nicht vor, die deutsche Wissenschaft ist wohl überhaupt erst durch die gekürzten Übersetzungen von *Möbius*, die von 1891 ab erschienen, mit den gesamten Anschauungen des Pariser Klinikers näher bekannt geworden. Es ist aber außerdem nicht richtig, daß sich bei *Magnan* alles findet, was *Koch* schildert; es trifft nur für die angeborenen Formen psychopathischer Belastung und Degeneration einigermaßen zu, nicht aber für den zweiten und dritten Teil des Buches.

In diesem Werk geht nun *Koch* sofort in medias res. Langatmige historische Einleitungen, Auseinandersetzungen mit den Anschauungen, die bisher vorlagen, sind fast ganz vermieden; nur *Beard*s Neurasthenielehre hat er mit scharfen Worten bekämpft und auf die Gefahren, die in einer oberflächlichen Subsumierung aller seelischen Grenzzustände unter den Neurastheniebegriff liegen, hingewiesen Im übrigen enthält das Buch überhaupt nur Eigenes; nur an einzelnen Stellen, wo es nicht zu umgehen war, werden fremde Autoren (so z. B. *Morel*, *Schüle*) erwähnt. Was er selbst gesehen und wie er es selbst gesehen, zu schildern und im System des Ganzen richtig einzuordnen — dieser Aufgabe galt sein ganzes Bemühen.

Er beginnt sein Buch: „Unter dem Ausdruck psychopathische Minderwertigkeiten fasse ich alle, sei es angeborene, sei es erworbene, den Menschen in seinem Personenleben beeinflussende psychische Regelwidrigkeiten zusammen, welche auch in schlimmen Fällen doch keine Geisteskrankheiten darstellen, welche aber die damit beschwerten

Personen auch im günstigsten Falle nicht als im Vollbesitze geistiger Normalität und Leistungsfähigkeit stehend erscheinen lassen". Dabei betont *Koch* sofort, daß manche solche psychopathisch Minderwertige in manchen geistigen Leistungen ja nach dem ganzen Wert ihrer geistigen Persönlichkeit über viele normale Menschen weit hervorragen. Sie sind nur „in sich geschädigt und gekürzt". Wir erinnern uns bei dieser Definition an *Magnans* Dégénérés supérieurs. Das ganze Gebiet dieser psychischen Regelwidrigkeiten fällt in die Domäne des Psychiaters und er hat allen Grund, sich mit ihnen eingehend zu beschäftigen, denn sie nehmen in der Gesellschaft einen breiten Raum ein, sie spielen eine große Rolle im Leben der Menschen. Wer die psychiatrischen Lehrbücher alter und neuer Zeit durchsieht, der wird auch heute noch die Empfindung haben, daß die psychopathischen Minderwertigkeiten in der Tat im Vergleich zu den ausgesprochenen Psychosen recht stiefmütterlich behandelt werden. Gerade unsere fruchtbarsten und erfolgreichsten Kliniker (ich erinnere an Namen wie *Meynert*, *Wernicke*, *Kräpelin*) lassen sie in ihren originalen Leistungen weit mehr links liegen, als ihrer Bedeutung im öffentlichen Leben entspricht. Die Gründe sind verständlich: die schweren Krankheiten bedürfen des Arztes dringlicher als die leichten, und die psychotischen Prozesse fügen sich einer systematischen Bearbeitung, einer präzisen klinischen Abgrenzung williger als das Grenzgebiet, bei dem das Individuelle das Typische überwuchert und aller Systematik zu spotten scheint. Das Individuelle ist aber nicht Gegenstand der Wissenschaft; ihr liegt ja die Aufgabe ob, aus der verwirrenden Menge der individuellen Verschiedenheiten das gesetzmäßig Wiederkehrende, das Typische herauszufinden. Es ist kein Zufall, daß die besten Schilderungen psychopathischer Menschen außerhalb der klinischen Arbeitstätten gegeben wurden, daß der Arzt vom Dichter hier nicht selten in den Schatten gestellt wird. *Koch* gehört zu den wenigen Psychiatern, denen wir nicht bloß Krankengeschichten, sondern, wie *Möbius* so richtig gesagt hat, Menschenschilderungen verdanken.

Aus der *Koch*schen Definition geht sofort hervor, daß das von ihm abgegrenzte Gebiet ohne scharfe Grenzen auf der einen Seite in den Bereich des Normalen, auf der anderen Seite in den der ausgesprochenen Geisteskrankheit übergeht. Der Übergang zur Psychose kann ein so unmerklicher und allmählicher sein, daß manchmal niemand „mit ganz vollendeter und völlig einwandfreier sachlicher Sicherheit sagen kann, ob noch Minderwertigkeit oder schon Psychose vorliegt".

Der größte Teil des Buches ist den andauernden (gemeint ist damit „längerdauernden", das Wort steht im Gegensatz zu den „flüchtigen" Anomalien) psychopathischen Minderwertigkeiten gewidmet, die in drei große Hauptgruppen zerfallen: 1. in die rein angeborenen Störungen, 2. in die rein erworbenen Anomalien, und endlich 3. in die Zustände, bei denen sich die angeborene Anomalie mit erworbenen Störungen zu einer Mischform verbindet. Auch diese Einteilung ist ja heute noch lebenskräftig; mit den Worten endogen und exogen trennen wir heute mit *Möbius* das bunte Gewirr der Zustandsbilder und lehren, daß die endogene Störung durch exogene Zutat oft verstärkt oder verändert wird. Eine Unterscheidung, die sich durch das ganze Buch hindurchzieht und das ganze System sehr kompliziert, ist die graduelle Abstufung der Störungen mit den Terminis: Disposition, Belastung, Degeneration. Die Disposition stellt den leichtesten Grad dar, der bei Steigerung und Mehrung der Systeme in die Belastung übergeht. Diese hinwiederum wird zur Degeneration, wenn die Erscheinungen intellektueller oder moralischer oder gemischter psychischer Schwäche hinzutreten. Die Degeneration steht schon der Psychose nahe, ja sie ist oft nichts anderes als das Vorstadium der Psychose oder der krankhafte Rest, der nach Abklingen der schwer psychotischen Zustände übrig bleibt (die „Heilung mit leichtem Defekt" der alten Psychiatrie). Es ist leicht zu erkennen, warum diese *Koch*sche Dreiteilung keinen Anklang gefunden hat: sie steht mit dem sonstigen Sprachgebrauch der Worte Disposition, Belastung und Degeneration in zu starkem Kontrast. Von Disposition da zu sprechen, wo man objektiv nachweisbare, manifeste, wenn auch noch leichte Krankheitssymptome vor sich hat, ist nicht üblich, und so ist die zweite Unterabteilung, die *Koch* bei der angeborenen psychopathischen Disposition macht (er scheidet in latente und manifeste Disposition) ein innerer Widerspruch. Disposition heißt nun einmal Veranlagung zu etwas; ist aber dieses Etwas schon da, so ist aus der Disposition eine reale Anomalie geworden. Unter Belastung pflegt man (wenn dieser Sinn auch frelich an sich im Wort nicht gelegen ist) im gewöhnlichen Sprachgebrauch die durch Erblichkeit erzeugte Abnormität der psychischen Konstitution zu verstehen; meist wird bei dem Ausdruck Belastung im stillen das Epitheton „erbliche" ergänzt und so will uns der Begriff einer im späteren Leben erworbenen Belastung nicht recht eingehen. Das Wort ist bei Koch gewissermaßen zu objektiv genommen; es drückt die Tatsache aus, daß der Kranke eine Last (z. B. die neurasthenischen Beschwerden) auf sich fühlt, während der gewöhnliche medizinische Sprachgebrauch mehr die objektive Tatsache, daß die Last der Vererbung von Beginn an auf den Menschen liegt, betont. Vom Begriff der Degeneration ist zwar die Vorstellung des Angeborenseins nicht so untrennbar, und auch die Sprache des gewöhnlichen Lebens läßt einen Menschen durch die Einwirkung äußerer Faktoren degenerieren (so spricht man ja wohl vom „degenerierten Alkoholisten oder Morphinisten", von der „epileptischen Charakterdegeneration" usw.). Aber doch sträubt sich auch hier unser Sprachgefühl gegen eine Verwendung des Wortes Degeneration, wenn ein Kranker nach einem Schlaganfall psychische Veränderungen auf affektivem und intellektuellem Gebiet erleidet (*Kochs* „apoplektische erworbene psychopathische Degeneration") oder wenn das Senium Verstand und Gemüt leise abstumpft (*Kochs* „senile psychopathische Degeneration").

Sehen wir nun aber von den terminologischen Mängeln ab [1]), so ist gleich das erste Kapitel (Angeborene psychopathische Minderwertigkeiten) eine wahre Fundgrube voll feiner psychopathologischer Darlegungen. *Koch* beginnt mit einer Übersicht über die körperlichen Degenerationszeichen, die man zu unrecht „stigmata hereditatis" nenne, da sie nicht alle hereditär seien. Sie beweisen psychiatrisch für sich allein nichts, da sie auch bei Gesunden vorkommen und andererseits bei angeborener psychischer Abnormität fehlen können. Auch besteht kein Parallelismus zwischen der Schwere der psychischen Störung und der Zahl und Stärke der körperlichen Abweichungen. Diese Auffassung wird heute wohl allgemein als richtig anerkannt. *Koch* schildert einiges, was ihm selbst als Degenerationszeichen auffiel: z. B. ein Hinüberwachsen und ein leistenförmiger Übergang der Haut des oberen Augenlides in die Haut der Nase; Ungleichheit in den Brechungsverhältnissen beider Augen, exzentrische Lage der Pupille, auffallendes Lockersitzen der Haare, namentlich des Bartes, unschönes Wachstum der Finger- und Zehennägel, örtliche Venenerweiterungen an ungewohnten Stellen, habituelle Reizung und Ent-

[1]) Es möchte manchem Leser vielleicht pedantisch erscheinen, daß ich terminologische Fragen so eingehend behandle; allein wer die Geschichte unserer psychiatrischen Wissenschaft studiert, wird finden, daß die Terminologie das Schicksal einer Lehre sehr häufig fast mehr als ihre inhaltlichen Unvollkommenheiten bestimmte; und wohl von keinem Buche gilt dies in gleichem Maße, wie eben von *Kochs* „psychopathischen Minderwertigkeiten". Es lag mir aber daran, dies deutlich hervortreten zu lassen.

zündung der Conjunktiva des Auges, ungewöhnliche Intoleranz gegen-Tabak, tagelange Dauer von Nachgerüchen, starkes künstliches Erröten. In den anatomischen Degenerationszeichen sieht *Koch* zum Teil die Folgen angeborener Hirnschädigung, zum Teil koordinierte Erscheinungen neben der Hirnschädigung, die sich in den psychischen Anomalien verrät. *Koch* kennt neben den dauernden auch vorübergehende Degenerationszeichen, weist darauf hin, daß die einen schon frühe bemerkbar sind, während andere erst später auftreten, daß die einen rein von innen heraus kommen, während bei der Entstehung der anderen zufällige Schädlichkeiten im Leben ursächlich mitwirken. Es gilt dies namentlich für die zusammengesetzten funktionellen Degenerationszeichen, wie z. B. die erhöhte Empfänglichkeit für körperliche Erkrankung mit der Neigung rasch schwer zu erkranken und schnell wieder zu gesunden (heute „totkrank", morgen „wieder munter"), die Neigung zu Migräne, Schwindelanfällen, Ohnmachten, Konvulsionen, Delirien, die Intoleranz gegen Gifte.

Unter den psychischen Symptomen der angeborenen psychopathischen Disposition (Grundzug: psychische Zartheit mit oder ohne körperliche Zartheit) hebe ich als besonders fein beobachtet hervor: das namentlich bei jugendlichen Personen auftretende abnorm starke Heimweh, vor allem die Angst vor dem Abschied, der dann aber nachher überraschend schnell verschmerzt ist (ich habe dieses Symptom bei einem nervösen Kind genau so beobachten können, wie es *Koch* meisterhaft schildert), ferner das Unangenehm-Berührtsein durch Anhören von Gesprächen über die eigene Person, auch wenn keinerlei Schuldgefühl vorhanden ist, das Schmerzlich-Gerührtwerden durch jede, nicht bloß durch traurige Musik. Die drei Menschenschilderungen, die *Koch* in diesem Abschnitt gibt, sind von packender Lebendigkeit; daß sie in der schmucklosen Sprache der so oft zu Unrecht geschmähten „Laienpsychologie" geschrieben sind, macht sie nicht weniger eindrucksvoll.

Die Symptome der angeborenen psychopathischen Belastung werden in einer Vollständigkeit und Reichhaltigkeit vor Augen geführt, wie sie wohl kaum an anderer Stelle zu finden ist. Die gesteigerte psychische Erregbarkeit, die reizbare Schwäche, die übertriebenen und ungewöhnlichen Formen des Affektausdrucks (z. B. laute Selbstgespräche und Gestikulationen), das Fortwirken der Träume im

Tagesbewußtsein, die Disharmonie des Wesens, die egozentrische Denk- und Fühlart, die Neigung zur Einsamkeit, allerlei Formen der Verschrobenheit, der unfaßbare Widerspruch in der Gleichzeitigkeit ganz heterogener und scheinbar unvereinbarer Wesenszüge (ausgezeichnete Beispiele auf S. 31!), die Seltsamkeiten und Verkehrtheiten des Handelns, die aus dem Unbewußten hervorquellenden instinkten Regungen und Ausbrüche auf dem Gebiete des Trieblebens, die Neigung zur Periodizität — wo sind je alle Typen abnormer menschlicher Veranlagung mit gleicher Meisterschaft zusammengestellt worden? Ähnliches gilt von den Zwangszuständen, ein Gebiet, auf dem *Koch* später in *Janet* einen würdigen Nachfolger erhalten hat, einen Nachfolger, der selbst *Koch*s Buch offenbar gar nicht gekannt hat; wenigstens kommt *Koch*s Name in dem Hauptwerk von *Janet* (Les obsessions et la psychasthénie) gar nicht vor. Bekanntlich herrscht in der Lehre von den Zwangszuständen bis in die neueste Zeit hinein ein Streit darüber, ob die Krankheitseinsicht einen wesentlichen Faktor ausmache, ob man nur dann von Zwangszuständen sprechen dürfe, wenn der Kranke für seine Störungen volle Einsicht besitze. *Koch* hat diese Frage bereits in einer, wie ich glaube, mustergiltigen Weise gelöst, wenn er sagt, daß das Zwangsdenken im allgemeinen von dem Kranken als etwas Fremdes, Aufgedrungenes, Unzutreffendes erkannt werde; wenn es aber als solches nicht sofort erkannt werde, so sei doch immer eine Belehrung über die Natur dieser Störung möglich. Das trifft in der Tat den Kern der Sache; die Unbelehrbarkeit ist das Kennzeichnende des Wahns, die Belehrbarkeit und Aufklärbarkeit gehört zum begrifflichen Wesen der Zwangszustände. *Koch* kennt zwei Arten ihrer Entstehung: entweder kommen sie als etwas ganz Unverständliches völlig überraschend, überwältigend, ohne jeden Zusammenhang mit dem übrigen Denken aus dem Unbewußten hervor (— wir stehen hier noch in den Zeiten vor der *Freud*schen Ära!) oder aber es ist ein solcher Zusammenhang nachweisbar; andere Gedanken und Erlebnisse geben den verständlichen Gelegenheitsanstoß für Entstehung und konkreten Inhalt der Zwangsvorgänge ab. *Koch* unterscheidet fünf Gruppen: 1. die Zwangsempfindungen (namentlich bei körperlichem Angegriffensein[1]); 2. die Zwangsgefühle und Zwangsaffekte ganz

[1]) Wie vortrefflich ist der Ausdruck „körperliches“, „seelisches

3*

verschiedener, von *Koch* gut illustrierter Art; 3. die Zwangsimpulse und Zwangshandlungen, die Zwangshemmungen und Zwangsunterlassungen, deren Differentialdiagnose gegenüber den impulsiven Handlungen auf S. 82 klar herausgehoben wird; 4. die selbständigen Zwangsvorstellungen mit all ihrem Formenreichtum und ihrer gelegentlich bis zur Ideenflucht gesteigerten Hastigkeit des Auftretens; 5. die Verbindung der einzelnen Gattungen von Zwangsvorgängen zu komplizierten Zustandsbildern. Auf die interessanten Beispiele von Zwangsbefürchtungen S. 88 möchte ich besonders aufmerksam machen. Plastisch schildert *Koch*, wie der Kampf des von der Krankhaftigkeit seiner Störung völlig überzeugten Kranken, den er z. B. gegen das Unsinnige seiner Zwangs b e f ü r c h t u n g e n führt und in dem er keine entsprechende Handlung der Abwehr vornimmt, impulsive und Zwangshandlungen mit starken körperlichen Begleitsymptomen hervorrufen kann. Eine interessante gewissermaßen abortive Form der Zwangsveranlagung erwähnt *Koch* auf S. 91; es handelt sich um die Fälle, wo jemand gewissermaßen halb spielerisch und doch schon halb gezwungen vor sich hindenkt, wenn er jetzt dies tue oder jenes unterlasse, so habe dies etwas zu bedeuten („wenn ich jetzt auf meinem Gang auf die Fugen der großen Steine des Bürgersteigs trete, so soll das ein Unglück bedeuten").

Die klinische Bedeutung der Zwangsvorgänge beleuchtet *Koch* nach allen Seiten. Er kennt ihr Vorkommen bei Geisteskranken, bei sonst Gesunden in einer flüchtigen psychopathischen Minderwertigkeit oder auch (obwohl selten) als vereinzelte selbständige elementare Anomalie, betont aber, daß die Mehrzahl der Fälle, namentlich da, wo das Zwangsdenken im Symptomenkomplex vorherrsche, zur angeborenen psychopathischen Belastung zu rechnen ist. Freilich finden sich dann immer noch andere Zeichen psychopathischer Minderwert gkeit. Leider bleibt uns *Koch*, im Unterschied von seinem Nachfolger *Janet*, eine genauere Analyse der a l l g e m e i n e n s e e l i s c h e n B e s c h a f f e n h e i t der Zwangskranken schuldig, so sehr er sich im übrigen bemüht, die sekundären Symptome, die Folgen und Wirkungen der Zwangserscheinungen zu erläutern. Besonders

A n g e g r i f f e n s e i n" und wie selten wird er in der Pathologie angewandt und doch ist er durch keinen noch so wissenschaftlichen Terminus ganz zu ersetzen!

eingehend befaßt er sich mit den Zwangsbefürchtungen, den durch sie bedingten Störungen des Handelns. Eine treffliche Beobachtung findet sich S. 95: er berichtet dort von Kranken, die von dem Gedanken gequält werden, daß sie einen Hilferuf überhören oder verkennen, einen an der Straße oder neben der Bahn liegenden Verunglückten übersehen, beziehungsweise nicht als solchen erkannt haben könnten. Er fährt dann fort: „Ich finde in solchen Fällen aber immer wieder, daß nicht der Gedanke (sekundär) der beunruhigendere ist, es befinde sich nun ein Mensch in Unglück und Gefahr, dem geholfen werden sollte, sondern vielmehr der Gedanke, daß man selbst im Gewissen gebunden und verpflichtet wäre, einzuschreiten, zu helfen und zu retten, was man ganz gewöhnlich eigentlich doch nicht tun oder schließlich doch nicht recht tun will". *Koch* weist im Anschluß hieran darauf hin, daß die durch das Zwangsdenken ausgelösten Gefühle, Affekte und Antriebe keine ganz entsprechende Kraft, namentlich keine rechte Ausdauer haben. Es sei, als ob der Patient eben doch durch die Erkenntnis beeinflußt wäre, daß das Zwangsdenken nicht mit Zutreffendem operiere. So sei z. B. eine sekundäre Sorge und Angst nach Zwangsdenken oft leicht und rasch wegzunehmen, wenn irgendein kleines Ereignis den Leidenden ablenke. Ferner bringe eine Kontrollhandlung einem Kranken oft auch in solchen Fällen völlige Beruhigung, wo er sich selbst sagen müsse, daß die Kontrolle, weil sie viel zu spät komme, gar nichts mehr nützen könne.

Über den zeitlichen Ablauf der Zwangsvorgänge werden wir durch *Koch* genau unterrichtet. Er schildert die dauernden, die episodischen und die periodischen Formen mit ihrem Anwachsen und Nachlassen, die Abhängigkeit der Stärke der Störungen von äußeren Faktoren, so z. B. von Exzessen, schlaflosen Nächten, Onanie; er unterscheidet die stationären Fälle von den progressiven und den remittierenden. Auch eine gewisse Stufenleiter (vom Grübelzwang über die Berührungsfurcht zur menschenscheuen Resignation und zum Zerfallensein mit sich und der Welt) wird erwähnt.

Die Frage eines Zwangsirreseins wird aufgeworfen und verneinend beantwortet. Bei der Melancholie seien die Zwangsvorgänge etwas Sekundäres, mehr weniger wichtige Begleitsymptome der primären Affektstörung. Wo die Zwangsvorstellungen das Wesen der Krankheit ausmachen, liege keine eigentliche Psychose vor, weil der Kern der Person und ihre Beziehungen zur Außenwelt unverändert bleiben. Bei Zwangsdenken handle es sich um „immer wieder neu geschöpfte Akte“, der Zwangsgedanke überlebe sich immer wieder im einzelnen; er regiere und verfälsche das intimste Denken des Menschen nicht. Wohl können Personen mit Zwangsdenken später geisteskrank werden, aber nicht das Zwangsdenken sei zur Psychose geworden, vielmehr habe die Geisteskrankheit dann eine andere Ursache, und es sei unwesentlich, ob vorher Zwangsgedanken vorhanden waren. Was *Koch* als Beispiel dafür vorbringt, daß ein Patient mit Zwangsvorstellungen in eine Melancholie mit depressiven Wahnvorstellungen verfalle, ist nicht ganz überzeugend, weil er die subjektive Wahrnehmung der eigenen Insuffizienz des Melancholischen im Beginne der Psychose nicht scharf von den eigentlichen Zwangsgedanken unterscheidet. Wiederholt betont *Koch*, daß die Zwangsvorgänge gewissermaßen vor Geisteskrankheit schützen; so gering sei die Tendenz einer Steigerung dieser Form psychopathischer Minderwertigkeit zum Übergang in ausgesprochene Geisteskrankheit. Die Erfahrung lehrt unbeschadet vereinzelter Vorkommnisse (vgl. z. B. *Heilbronners* Arbeit „Über progressive Zwangsvorstellungspsychosen“ 1899) die Richtigkeit der *Koch*schen Auffassung. Noch ist einer interessanten Beobachtung *Kochs* Erwähnung zu tun, zumal sie mir bisher noch wenig beachtet erscheint: Das Zwangsdenken gehe sehr selten ins Traumleben ein; erst nach 20—30jährigem Bestehen des Leidens treten auch im Traume Zwangsbefürchtungen oder Zwangshandlungen (Zwang zum vielen Händewaschen usw.) auf.

Kochs Anschauungen über die Therapie der Zwangszustände sind auch heute noch sehr beachtenswert; er betont die Unheilbarkeit der schweren Fälle, die Möglichkeiten relativer Besserung, den Wert der Aufklärung und Belehrung über die Natur des Leidens und über die Seltenheit seines Überganges in Geisteskrankheit, die Wohltat offener und vertrauensvoller Aussprache über Art und Inhalt der Störungen, die Erleichterung durch Ablenkung und Zerstreuung. Er warnt vor allen Überreizungen und Exzessen, meint, man solle harmlose Abwehrhandlungen ruhig dulden; er hat von Reisen, von einem Aufenthalt an fremden Orten unter ganz fremden Menschen oft guten Erfolg gesehen. In der Arbeit sieht er das beste Heilmittel für viele Fälle. Während ihm ein gewaltsames Ankämpfen und Unterdrücken des Zwangsdenkens schädlich erscheint, ist er doch der Meinung, daß ein leichter, nicht krampfhafter Widerstand bisweilen guten Erfolg gebe, weil sich mancher einzelne Zwangsakt selbst „überlebe und abblasse“. Von Arzneimitteln erwähnt *Koch* das Brom, das Arsen, will auch von einem Glas Bier oder Wein vorübergehend gute Wirkung gesehen haben, eine Auffassung, die wir heute wohl im allgemeinen nicht mehr teilen werden.

Überblicken wir die Lehre *Kochs* von den seelischen Zwangszuständen, so finden wir, daß er nicht bloß manche feine Einzelbeobachtungen gebracht, sondern auch das Wesen der ganzen Störung klar erfaßt und richtig gedeutet hat. Als sein Buch erschien, enthielt es meines Erachtens die beste Schilderung dieser Anomalien, die bis dahin in deutscher Sprache gegeben worden war. Dabei hat er manche Fehler, die wir bei *Magnan* und bei *Janet* finden, vermieden. Nirgends findet sich z. B. eine Verwechslung von katatonischen Bewegungsstörungen mit Zwangsvorgängen, ein Irrtum, vor dem *Janet* nicht immer bewahrt blieb. Was wir bei *Koch* vermissen, ist etwas anderes: Bei allem Reichtum an Detail und bei aller Lebendigkeit in seiner Menschenschilderung ist er doch nicht dazu gelangt, den Zusammenhang der verschiedenen (psychologisch keineswegs gleichwertigen) Zwangsvorgänge mit der übrigen psychischen Struktur der Kranken scharf heraus zu arbeiten und so zur Aufstellung bestimmter, scharf umgrenzter klinischer, nicht rein symptomatischer Unterformen vorzudringen. Ferner hat er (so wenig wie seine Vorgänger) die Analyse des Einzelsymptoms nicht weit genug getrieben; er begnügte sich mit der klaren Darstellung des Beobachteten und Erlebten; er hielt sich auch vielleicht nicht für berechtigt, psycho-analytisch bis in die tiefsten Tiefen der Seele vorzudringen, wie dies heute unter dem Einfluß *Freuds* üblich geworden ist.

In der Gruppe der angeborenen psychopathischen Degeneration faßt *Koch* solche psychischen Anomalien zusammen, bei denen sich zu den funktionellen Symptomen „eine habituelle geistige Schwäche aus organisch-pathologischer Ursache“ gesellt. Die Schwäche ist aber nicht so hochgradig, daß man von Geisteskrankheit und Unzurechnungsfähigkeit sprechen könnte. Die anderen Symptome sind im großen ganzen dieselben wie bei der angeborenen psychopathischen Belastung. Nur die Zwangserscheinungen sind bei stärkerer Degeneration selten. Es werden drei Unterformen gebildet, je nachdem die Schwäche eine vorwiegend intellektuelle oder moralische oder allgemeine ist. Sämtliche Gruppen werden trefflich beschrieben. Bei der moralisch angeborenen psychopathischen Degeneration ist nach *Koch* die moralische Schwäche das Primäre, während die Verstandestätigkeit in ihrer Tiefe und Fruchtbarkeit sekundär geschädigt ist. Dabei unterscheidet *Koch* die Menschen mit aktivem Hang und Trieb zum Schlechten von den mehr passiven, trägen Naturen mit ethischer Stumpfheit. Einen gleichen Unterschied finden wir dann auch bei den intellektuell und moralisch Degenerierten, von denen eine ununterbrochene Kette zu den moralisch Irren hinüberführt. Auch für diese Gruppe gilt noch das, was für alle angeborenen psychopathischen Minderwertigkeiten kennzeichnend ist: Das Wesen dieser Menschen ist äußerst widerspruchsvoll; auch das moralische Gebiet weist nicht bloß Mängel, sondern daneben auch gute Züge, Anwandlungen besserer Gemütsregungen auf. *Koch* rechnet die schweren Formen der konträren Sexualempfindung zur angeborenen psychopathischen Degeneration.

Ein eigentümlicher und im ganzen doch wohl wenig glücklicher Begriff ist der der „relativen Degeneration". Es ist damit die Tatsache gemeint, daß manche Psychopathen zunächst nur leichte Symptome aufweisen, die, nur „an ihnen selbst gemessen", als psychische Schwäche erscheinen; später aber fallen solche Menschen, namentlich bei unzweckmäßiger Behandlung, der vollendeten Degeneration anheim. Im Kapitel über die Behandlung der angeboren Degenerierten finden wir die Forderung besonderer Schulen für degenerierte Kinder und besonderer Anstalten für degenerierte Erwachsene, die sich asozial oder antisozial erwiesen haben. Schon früher war *Koch* mit allem Nachdruck dafür eingetreten, daß die degenerierten Kriminellen in besonderen Anstalten versorgt gehören, daß sie sich weder für Gefängnisse und Zuchthäuser noch für Irrenanstalten eignen. Solange es aber solche Anstalten nicht gebe, müsse man sich bei der forensischen Beurteilung mit den „Milderungsgründen" behelfen unnd für die Zukunft die Anerkennung einer verminderten Zurechnungsfähigkeit und eines besonderen Strafvollzugs anstreben. Denn diese psychopathisch Minderwertigen tragen in sich „organisch pathologisch bedingte Erschwernis"; sie sind nicht völlig unfrei und auch nicht völlig frei. Dieser Ausdruck „Erschwernis“, der wohl der theologischen Sprache entnommen ist, paßt recht gut für die Tatsache der verminderten Zurechnungsfähigkeit degenerativer Naturen. In der Exkulpierung Degenerierter, die unter der Einwirkung eines Affektes handeln, geht *Koch* sehr weit, weiter als es heute wohl im allgemeinen üblich geworden ist.

Von besonderem Interesse sind *Koch*s Anschauungen über die klinische Stellung der Psychosen zu den angeborenen psychopathischen Minderwertigkeiten. Hier lehrt er unter anderem: Psychopathisch Minderwertige erkranken leichter und häufiger als Gesunde an vorübergehenden Psychosen; die meisten Geisteskranken sind hereditär belastet und vor Ausbruch der Psychose psychopathisch minderwertig gewesen. Die Psychosen selbst haben alsdann gewisse Eigentümlichkeiten (so z. B. der Gefangenenwahnsinn, der pathologische Affekt, impulsive Ausbrüche von psychotischem Charakter). Gifte erzeugen bei Minderwertigen leichter Psychosen, namentlich Delirien; ebenso kommt es bei körperlicher Krankheit im Kindesalter sehr leicht zu Zuständen psychotischer Angst und Aufregung. Derartige interkurrente Psychosen heilen dann bei Minderwertigen leichter und rascher als bei Gesunden. Die Mehrzahl der angeboren psychopathisch Minderwertigen wird nie geisteskrank; einige Formen entwickeln sich jedoch aus innerer Notwendigkeit zur Psychose weiter. Hierher rechnet Koch auch die originäre Verrücktheit im Sinne *Sanders*. Manche Belastete stehen immer am Rande der Psychose, fallen ihr aber doch trotz Beachtungswahn usw. nicht anheim. In anderen Fällen gehen psychopathische Minderwertigkeiten unter der Einwirkung von Gelegenheitsursachen (Pubertät, Schwangerschaft, Wochenbett) in Geisteskrankheit über. Es entstehen dann die sogenannten konstitutionellen Psychosen. Endlich kann sich die psychopathische Minderwertigkeit auch mit einer Geisteskrankheit kombinieren; es gilt dies namentlich für das periodische Irresein. *Koch* macht hier ganz vortreffliche Mitteilungen: Anfänglich bestanden die Erscheinungen der psychopathischen Minderwertigkeit, nun tritt ein psychotischer Anfall auf, er heilt und weicht den früheren Erscheinungen der Minderwertigkeit. Es kommt nun abermals ein psychotischer Anfall, und ein solcher Wechsel kann sich öfters wiederholen; allmählich aber verbinden sich in den sogenannten freien Intervallen die Symptome der Minderwertigkeit mehr und mehr mit gewissen Überresten aus den psychotischen Zeiten (Reizbarkeit, Abschwächung des Gefühls- und Willenslebens, ethische Schwäche), später entsteht ein Bild dauernder Psychose mit periodischer Steigerung, und am Ende finden wir einen gleichmäßigen vermischten psychotischen Zustand.

Mit Ausführungen über die klinischen Formen geistiger Störung die sich auf der Basis angeborener psychopathischer Minderwertigkeit entwickeln können (konstitutionelle Manie und Melancholie, halluzinatorische Verworrenheit, Paranoia, Wahnsinn, unbestimmtes konstitutionelles Irresein, einfacher primärer konstitutioneller Blödsinn, hypochondrisches und hysterisches Irresein, moralisches Irresein, Querulantenwahn, impulsives Irresein) schließt der erste Band des *Koch*schen Buches.

Der zweite Band schildert die andauernden (d. h. länger dauernden) psychopathischen Minderwertigkeiten, die während des Lebens erworben werden, also das, was man heute als exogene nervöse Erkrankungen zu bezeichnen pflegt. Die *Koch*sche Terminologie weicht hier von den sonst üblichen Bezeichnungen besonders weit ab, und es ist *Koch* nicht gelungen, ihr in der Psychiatrie Geltung zu verschaffen. Ja, man kann sich des Eindruckes nicht erwehren, daß gerade das vielgliedrige System der erworbenen psychopathischen Minderwertigkeiten, für die zum Teil bereits andere Bezeichnungen allgemein eingebürgert waren, den Erfolg des Buches erheblich beeinträchtigte. *Koch* beginnt mit der Ursachenlehre. Wir lesen, daß schon einige Tage und Nächte intensiver geistiger Arbeit, daß ein Ärger, ein Schrecken oder eine gemütliche Überanstrengung, daß ferner ein Schnupfen oder Eingeweidewürmer eine psychopathische Minderwertigkeit erzeugen können. Diese Tatsachen selbst sind zweifellos richtig, aber wir haben Mühe, uns daran zu gewöhnen, für derartige leichte Schwankungen des körperlichen und seelischen Befindens den Ausdruck „psychopathische Minderwertigkeit" zu gebrauchen. Die Unterscheidung der einzelnen ursächlichen Faktoren in prädisponierende Ursachen und Gelegenheitsursachen führt *Koch* zu den Begriffen der „gemischten" und der „verstärkten psychopathischen Minderwertigkeiten", je nachdem sich Symptome angeborener Anomalie mit solchen erworbener Störung verbinden oder eine angeborene Anomalie durch äußere Schädlichkeiten in gleichem Sinne verstärkt wird. So kann eine Disposition zur Belastung, eine Belastung zur Degeneration werden. *Koch* kann sich nicht genug darin tun, alle nur denkbaren Summationen und Kombinationen angeborener und erworbener nervöser Anomalie zu schildern und systematisch zu gliedern. Es zeigt sich dabei, wie tief er sein ganzes System durchdacht hat, wie sehr er sich bei jeder einzelnen krankhaften Erscheinung frägt, welche nosologische Bedeutung ihr im Lebensgang des Menschen zukommt. Was er über den Begriff des Angeborenseins einer Störung sagt, ist durchaus zutreffend und verdient auch heute noch volle Beachtung. Er betont, daß natürlich nicht alle Symptome angeborener psychopathischer Minderwertigkeit von Geburt an vorhanden sind; man dürfe sie aber angeborene Störungen nennen, wenn sie sich unter normalen äußeren Umständen von innen heraus entwickeln, wenn etwa normale physiologische Vorgänge wie Pubertät, Schwangerschaft sie zur Entwicklung bringen.

Bei den echten erworbenen psychopathischen Minderwertigkeiten kontrastieren die neu entstehenden Symptome mit dem, was bisher vorhanden war; der Mensch ist anders geworden, als er vorher war. Sind körperliche Symptome dabei vorhanden, so können diese ursächliche Bedeutung haben (z. B. bei der Epilepsie), oder sie können koordinierte Symptome darstellen (z. B. manche Verdauungsstörungen) oder endlich, sie sind Folge psychischer Anomalien (z. B. Zittern bei Angst); manche können den Charakter erworbener Degenerationszeichen erhalten.

Koch schildert nun zunächst unter der Bezeichnung der „erworbenen psychopathischen Disposition" das, was wir heute als leichte Ermüdungsneurasthenie bezeichnen würden. Von den beiden beigefügten Krankengeschichten ist namentlich die zweite sehr lehrreich; in ihr finden wir eine plastische Beschreibung der psychischen Veränderung, die später *Janet* als „insuffisance cérébrale" eingehend schilderte. Wenn *Koch* aber in diesem zweiten Falle die große Wetterempfindlichkeit besonders hervorhebt, so scheint mir gerade dieses Symptom zu dem Zweifel zu berechtigen, ob es sich hier in der Tat um eine rein exogene Neurasthenie gehandelt hat.

In dem Kapitel über die erworbene psychopathische Belastung setzt sich *Koch*, wie schon oben erwähnt, in kritischen

Ausführungen mit *Beards* Lehre von der Neurasthenie auseinander. Er verwirft — und gewiß mit Recht — die ungebührliche Ausdehnung, welche dieser Begriff seit dem Beginn der 80er Jahre in In- und Ausland angenommen hat, und kommt dann darauf zu sprechen, daß er (*Koch*) früher zwischen Neurasthenie und Psychasthenie unterschieden habe (wobei Neurasthenie mehr die somatische Form darstellte, Psychasthenie die erworbene psychopathische Belastung). Mit Recht rügt *Koch*, daß *Beards* Neurasthenie einen Teil der angeborenen und einen Teil der erworbenen psychopathischen Belastungen umfasse und damit zu einer Konfusion führe.

Kochs „idiopathische Belastung", von der er eine leichte und eine schwere Form kennt, deckt sich mit *Kräpelins* „nervöser Erschöpfung" oder „erworbener Neurasthenie". Die Schilderung ist ganz vortrefflich und steht an psychologischer Feinheit auch heute noch weit über dem Meisten, was über Neurasthenie geschrieben wurde. Von der schweren Form nimmt Koch an, daß sie in besonders ungünstigen Fällen in Degeneration und damit in unheilbare geistige Schwäche übergehen könne. Die Differentialdiagnose gegenüber der angeborenen Nervosität kommt in vielen feinen Einzelbemerkungen zur Geltung. *Koch* betont besonders, daß die erworbenen Formen niemals einen wirklich periodischen Verlauf haben; sind Schwankungen vorhanden, so hängen diese nur von äußeren Einwirkungen ab.

Es liegt auf der Hand, daß einem so feinen Beobachter wie *Koch* der Umstand nicht verborgen bleiben konnte, daß die reinliche Scheidung zwischen angeborenen und erworbenen psychisch-nervösen Symptomen zwar im Prinzip zu fordern, aber im praktischen Leben nur selten streng durchführbar ist. Um aber diesen Sachverhalt auch im System unzweideutig zum Ausdruck zu bringen, schuf er eine besondere Kategorie: die konstitutionell Beeinflußten erworbenen psychopathischen Belastungen. *Koch* ist es nicht entgangen, daß die Erschöpfungsneurasthenie des psychopathischen Menschen (wie wir heute sagen würden) sich nicht bloß graduell, sondern auch qualitativ von der Neurasthenie des bisher Gesunden unterscheidet. Dieses Unterscheidende sieht er namentlich in dem häufigeren Auftreten primärer und oft auch periodischer Angst, in dem Vorherrschen hypochondrischer Gedankengänge, in der vorwiegend egozentrischen

Denkweise, in der starken Ausbildung von Zwangsvorgängen, in dem Auftreten „primordial-instinktiver“ Symptome.

Unter der ungelenken Bezeichnung der „spezifischen konstitutionell beeinflußten psychopathischen Belastungen“ faßt *Koch* eine Reihe nervöser Zustände mit besonderer Ätiologie zusammen. Vergiftungen (Morphium, Kokain, Brom, Chloral, Nikotin, Koffein werden namhaft gemacht) können solche Bilder erzeugen. Die ethischen Entgleisungen der Morphinisten werden zum Teil als heilbar angesehen. So sagt *Koch* auf S. 262, daß Verlogenheit und Charakterverschlechterung bei morphinistischer Belastung ein ethisch schlechter Zug seien, aber nicht mit ethischer Schwäche verbunden zu sein brauchen; eine solche trete erst bei der morphinistischen Degeneration ein. Die Tatsache selbst ist richtig, ihre Formulierung aber unglücklich und gekünstelt. Influenza, nasale Störungen (Aprosexia nasalis), passive Hyperämie des Gehirns bei körperlichen Leiden wie Lungenemphysem und Bronchitis werden als Ursachen erworbener psychopathischer Minderwertigkeit erläutert. Die traumatische Neurose erfährt eine kurze Schilderung, wobei auffällt, daß *Koch* bei ihr auch Zwangsdenken beobachtet haben will. Ich habe bei früher gesunden Traumatikern nie Zwangserscheinungen gesehen und finde sie auch sonst nicht erwähnt. Mit der Annahme einer „onanistischen konstitutionell beeinflußten Belastung“, bei der auch Zwangsvorgänge und Periodizität vorkommen sollen, macht *Koch* den Dolmetscher verbreiteter Anschauungen seiner Zeit. Wir denken heute darüber weniger pessimistisch und sehen in der Onanie, soweit sie überhaupt pathologische Bedeutung hat, mehr ein Symptom als die Ursache psychisch-nervöser Zustände. Die Stimmungsschwankungen der Pubertätsjahre werden von *Koch* besonders betrachtet, ebenso wird der Einfluß der Schwangerschaft auf das Stimmungsleben in einer Untergruppe erörtert. Recht hübsch und vielleicht sonst kaum je besonders gewertet sind die Ausführungen über die leichten depressiven Stimmungsanomalien, die bei Männern auftreten, die um das 40. Lebensjahr herum erstmals fühlen, daß sie im Begriff sind, die Höhe des Lebens zu überschreiten.

Von der „konstitutionell beeinflußten“ Belastung unterscheidet *Koch* die „konstitutionelle erworbene psychopathische Belastung“. Diese ist nie völlig heilbar. Sie kann eine allgemeine oder eine spezifische sein. Hier wird die *Koch*sche Terminologie fast zur Qual. Unter der allgemeinen konstitutionellen Belastung begreift er seelische Grenzzustände, die nach Kopfverletzungen, nach körperlichen Leiden und endlich solche, die nach überstandener Geisteskrankheit übrig bleiben. So kennt er eine allgemeine konstitutionelle Belastung (oder wie der ganze Name lauten muß: eine andauernde allgemeine konstitutionelle erworbene psychopathische Belastung) bei Hirntumor; er spricht von einer Verschlechterung des Charakters (die aber keine ethische Schwäche sei) nach Ablauf einer Psychose („Heilung mit Defekt"), von einer Stumpfheit und Leere bei der erworbenen Belastung nach Abklingen der Geisteskrankheit. Man darf sich aber auch hier durch den terminologischen Wust nicht dazu bestimmen lassen, das Kind mit dem Bade auszuschütten. Die Beobachtungen, die *Koch* bringt, sind einwandfrei und es läßt sich auch nichts dagegen sagen, wenn man einen leichten Schwächezustand nach Abklingen einer akuten Psychose als psychopathische Minderwertigkeit bezeichnen will. Aber es ist nicht zu leugnen, daß hier die Form der Darstellung die Güte des Inhalts verdeckt.

Als „spezifische konstitutionelle Belastungen" werden die hypochondrischen und hysterischen Zustände, soweit sie nicht psychopathischer Natur sind, geschildert. Hier finden wir kaum etwas Originelles. *Koch* hält nicht alle hysterischen Symptome für seelisch vermittelt. Die psychopathische Prädisposition erscheint ihm fast unerläßlich für das Zustandekommen der Hysterie. In der Auffassung des psychologischen Charakters der hysterischen Symptome steht *Koch* im ganzen auf dem Standpunkt von *Charcot*, nur daß er, wie schon eben angedeutet, eine primordiale Entstehung somatischer Symptome gelten läßt.

Bei der Therapie der erworbenen psychopatischen Belastungen gibt *Koch* sehr beherzigenswerte kritische Ausführungen über den schädlichen Optimismus in der Beurteilung neuer chemischer Heilmittel. Die Hypnose lehnt *Koch* ab, er zieht die Aufklärung und Erziehung des nicht willenlos gemachten Kranken vor. Er erhofft von einer durchgreifenden Prophylaxe, daß sie ganze Kulturstaaten vor dem Untergang bewahren könne.

In einem Anhang des zweiten Bandes nimmt *Koch* zu den Lehren *Morels* und *Lombrosos* über die fortschreitende Entartung und über das Wesen des Genies Stellung. Der Degeneration im Sinne *Morels* widerspricht er; die Annahme einer fortschreitenden Entartung der Generationen aus innerer Notwendigkeit stimme mit den Tatsachen nicht überein. Der Degeneration stehe die Regeneration gegenüber. Die Einschränkung der Bezeichnung Degeneration auf die angeborenen Störungen erklärt *Koch* für falsch; es gebe auch eine erworbene Degeneration. Ebenso falsch sei die Identifizierung von psychopathisch Minderwertigen mit Degenerierten. Nur die Minderzahl jener sei degeneriert. Manche überragen an Verstand, Geist, Gemüt, Charakter, Leistungsfähigkeit, Selbsterkenntnis und Selbstzucht sehr viele Gesunde. Die Genialität kann etwas Krankhaftes sein, ist es aber nicht immer; das Genie ist oft prädisponiert und wird bisweilen geisteskrank, aber die Krankheit ist nicht die Bedingung des Genies.

Im Kapitel der „erworbenen psychopathischen Degeneration", mit dem der dritte Band des Werkes beginnt, finden wir leichte Schwächezustände nach Kopftrauma, Infektionskrankheiten, stehen. Es ist klar, daß diese Zustände ohne scharfe Grenze in die psychotische Demenz gleicher Ätiologie übergehen. Der rein symptomatologische Standpunkt des Verfassers nötigt ihn zu dem Eingeständnis, daß ein solcher Übergang häufig ist (z. B. beim allmählich verblödenden Epileptiker). Es liegt auf der Hand, daß hier das System zu einem Hindernis für eine rein klinische Denkweise geworden ist.

Wenn wir die Kapitel über die erworbene psychopathische Degeneration bei aller Anerkennung der tatsächlichen Richtigkeit des Beobachteten doch als unzweckmäßige Gruppierung heterogener Zustände bezeichnen müssen, so können wir den symptomatologischen Standpunkt *Kochs* in seinem letzten Hauptabschnitt sehr wohl teilen und nicht genug hervorheben, daß hier zum erstenmal von einem Psychiater leichte psychische Störungen trefflich zusammengestellt sind, von denen manche vorher überhaupt kaum einer Schilderung gewürdigt wurden. Dieser letzte Hauptabschnitt handelt von den „flüchtigen psychopathischen Minderwertigkeiten" (Gegensatz: alle bisher behandelten längerdauernden Formen). Die vorübergehende Verwirrung nach Schreck, die Unlust bei verstopfter Nase, die Stimmungsanomalie bei körperlichem Unwohlsein, der Seelenzustand der Gebärenden, die Aura des Epileptikers, der Rausch und der Katzenjammer, die identifizierende Erinnerungstäuschung — diese und viele andere flüchtige Störungen werden vortrefflich geschildert; mit ihrer gerichtsärztlichen Erläuterung schließt der Schlußband des Buches.

Als im Jahre 1903 Dr. *A. Baur* ein Buch über das kranke Schulkind herausgab, verfaßte *Koch* darin den Abschnitt über „die psychopathischen Minderwertigkeiten in der Schule"; die allgemeinen Ausführungen, die er dabei gibt, zeigen, daß *Koch* sein System bis zuletzt in der oben skizzierten Form festgehalten hat. Die Definition ist in die Worte zusammengefaßt: Jede Psychopathie, die keine Geisteskrankheit ist, ist eine psychopathische Minderwertigkeit. *Kochs* Schüler und Freund *A. Römer* veröffentlichte 1892 eine Abhandlung über die psychopathischen Minderwertigkeiten des Säuglingsalters und ergänzte damit die Monographie seines Freundes durch die Zusammenstellung der zeitlich ersten Symptome angeborener Psychopathie. 1893 erläuterte *Koch* in einem Vortrag die Bedeutung seiner Lehren für den Militärdienst. In dem populären Buche „Das Nervenleben des Menschen in guten und bösen Tagen" (Ravensburg 1895) hat er seine Anschauungen auch dem Laien mundgerecht gemacht und dabei seinen religiösen Standpunkt stark betont. Ebenfalls populär, aber dabei sehr tiefgründig ist seine Schrift „Abnorme Charaktere" (Wiesbaden 1900). Die klinischen Ausführungen stimmen mit dem Inhalt der „psychopathischen Minderwertigkeiten" überein. Die Unterscheidung zwischen gewöhnlicher Schlechtigkeit und psychopathischem ethischem Defekt wird besonders sorgfältig begründet. Noch eingehender geschah dies in der schon 1894 geschriebenen Schrift „Die Frage nach dem geborenen Verbrecher" Hier lernen wir *Koch* als Kriminalanthropologen kennen, der seine Nachprüfung der Lehre von den Degenerationszeichen auf eigener Untersuchung von 40 Schädeln mit ausgesprochenen Entartungszeichen aufbaut. *Koch* teilt die Verbrecher ein in habituelle Verbrecher und Gelegenheitsverbrecher. Die ersteren sind entweder gesund oder geisteskrank oder psychopathisch minderwertig. Die Degenerationszeichen sind entweder einfache Varietäten oder Entwicklungshemmungen, bzw. Entwicklungsstörungen oder Folgen pathologischer Vorgänge. Die Varietäten kommen auch bei Gesunden und bei Nichtverbrechern vor; gehäuft finden sie sich fast nur bei psychopatisch Minderwertigen; hier sind sie der Ausdruck von etwas Pathologischem. Aber sie sind keine Symptome von Atavismus. Degenerationszeichen, die für sich allein oder in besonderer Gruppierung für den Habitualverbrecher charakteristisch wären, lehnt *Koch* im Gegensatz zu *Lombroso* und *Kurella* ab. Die sozialen Theorien der Kriminalität (*Baer*, *Knecht*, *Brins*) sind in ihrer Ablehnung des individuellen Faktors nicht haltbar. Es gibt Menschen mit einer angeborenen oder erworbenen krankhaften sittlichen Schwäche und mit einem positiven Hang und Trieb zum Verbrechen, bei denen auch das günstigste Milieu die schlimme Entwicklung nicht aufhalten kann. Manche solche Individuen sind geisteskrank (moral insanity), manche psychopathisch minderwertig. Besonders wichtig ist die Erfahrungstatsache, daß manchmal geistig bedeutende, sittlich feinfühlige psychopathisch Belastete einzelne ihnen selbst unverständliche kriminelle Antriebe haben, denen sie nicht immer mit Erfolg Widerstand leisten. *Koch* führt aus, daß er seit 1881 besondere Schutz- und Besserungsanstalten für psychopathisch minderwertige Kriminelle verlange; in diesen Anstalten müßten sie festgehalten werden, solange es die sozialen Interessen verlangen. Außerdem müsse in allen Strafanstalten ein durchgreifender psychiatrischer Dienst eingerichtet werden.

In drei kleinen Aufsätzen, die im Jahr 1896 im Zentralblatt für Nervenheilkunde und Psychiatrie erschienen, nahm *Koch* zu *Wernickes* Lehre von den überwertigen Ideen Stellung. Er betonte dabei, daß diese überwertigen Ideen beim ganz gesunden Menschen nicht vorkommen, sondern eine psychopathische Minderwertigkeit zur Grundlage haben. Er berührt sich darin mit einer Kritik *Neissers*, der ebenfalls die psychopathische Disposition hervorgehoben hatte. Sehr beachtenswert sind *Kochs* Ausführungen über den Querulantenwahn, diesen Typus einer aus überwertiger Idee hervorgehenden Geisteskrankheit. Die Querulanten sind zum Teil echte Paranoiker mit stetig fortwirkender Beziehungssucht, zum Teil sind sie ohne fortschreitende Beziehungssucht von einer fixen Idee beherrscht, leiden also an einer zirkumskripten Autopsychose. Die wie immer entstandene zirkumskripte Idee übt sekundär auf den Menschen eine umfassende Wirkung aus, beherrscht sein Denken und Fühlen, treibt und bestimmt seinen Willen und konstituiert so von sich aus einen Gesamtzustand. Wenn bei einem Menschen überwertige Ideen, die ihrem Inhalt nach an sich durchaus der Norm angehören, seine Handlungsweise so bestimmen, daß sie ein krankhaftes Gepräge erhält, so ist ein solcher Mensch nach *Kochs* Erfahrung psychopathisch minderwertig.

In einer Reihe kleiner Abhandlungen, die zum großen Teil mehr für pädagogische als für psychiatrische Kreise geschrieben wurden hat *Koch* sich bemüht, die Bedeutung der von ihm gegebenen Lehre für manche theoretischen und praktischen Fragen darzulegen. In seiner letzten psychiatrischen Abhandlung (1903) tritt er der Gedankenlosigkeit bei der Anwendung des Begriffes „e r b l i c h e B e l a s t u n g“ entgegen, bekämpft die Annahme einer kollateralen Vererbung, da man vom Onkel oder der Tante her nicht erblich belastet sein könne (Ausführungen, die freilich leicht zu widerlegen sind) und läßt auch eine atavistische Vererbung nicht gelten, indem er die Meinung vertritt, der Großvater könne auf den Enkel nichts Krankhaftes vererben, wenn der Vater ganz normal geblieben war.

Will man sich ein Bild machen von dem Einfluß, den *Kochs* Lehren auf die Psychiatrie seiner Zeit ausgeübt haben, so findet man in der Fachliteratur überraschend wenig Spuren einer solchen Einwirkung. Manche Lehrbücher der Psychiatrie, ja selbst große Monographien über das seelische Grenzgebiet bringen weder seinen Namen noch seine Lehre. Und obwohl heute der Ausdruck „Minderwertigkeit“ dem Fachgenossen wie dem Laien geläufig geworden ist, so wissen doch wohl die meisten nicht, von wem und wie er erstmals in die Pathologie gebracht wurde. Oft ist auch *Kochs* Bezeichnung verstümmelt worden; man hört und liest nicht selten von „psychischen Minderwertigkeiten“, wo nach dem Zusammenhang nur „psychopathische“ gemeint sein können. Der Unterschied dieser beiden Begriffe ist ohne weiteres klar und bedarf keiner Erläuterung.

In pädagogischen Kreisen fand *Kochs* Lehre starken Widerhall. *Ludwig Strümpell* nahm sie mit Wärme auf, *Trüper* und *Ufer* spannen sie für die Zwecke der Pädagogik weiter aus. Der Mediziner *August Römer* wies auf ihre große Bedeutung für den Geistlichen und Seelsorger hin; sein Buch „Psychiatrie und Seelsorge“ (1899) schließt sich in den psychiatrischen Anschauungen und auch in seinem ganzen Geiste eng an *Kochs* Lehren an.

Die Gründe, weshalb *Kochs* Buch „Über die psychopathischen Minderwertigkeiten" bei den Fachgenossen lange nicht die tiefe Wirkung ausübte, die es nach seinem Inhalt ausüben konnte, sind teils äußere, teils innere. Das Buch erschien in drei getrennten Te len innerhalb zwei Jahren in einem wenig bekannten, nicht medizinischen Verlag (Ravensburg, Otto Maier). Es enthält kein Gesamtregister, und wer es nicht schon kennt, hat Mühe, in ihm zu finden, was er sucht und braucht. Das Erscheinen in drei getrennten Teilen hatte manche lästige Wiederholung zur Folge. Der Schaden, den die ungewöhnliche Nomenklatur dem Verständnis brachte, kann nicht hoch genug angeschlagen werden. Der starke Systematisierungstrieb des Verfassers führte zu übermäßigen Abspaltungen und Unterabteilungen, die einer klaren Übersichtlichkeit Eintrag tun, obwohl sie durchaus folgerichtig sind. Wer *Kochs* Buch ganz erfassen, und sich geistig zu eigen machen will, muß auf sein Studium viel Zeit und Mühe verwenden. *Möbius* hat von dem Werke, das verschiedene Druckgrößen hat, sehr treffend gesagt: „Je kleiner die Buchstaben, desto besser". *Koch* selbst ist auf sein Buch stolz gewesen. Er hatte das Bewußtsein, seinen Fachgenossen manches Neue gegeben und ein buntes Vielerlei durch straffe Systematisierung geistig bewältigt zu haben. Er ging dabei von der Anschauung aus, daß die psychopathisch Minderwertigen viel zahlreicher seien als die Geisteskranken, und daß ihre soziale Bedeutung in der modernen Kultur nicht hoch genug eingeschätzt werden könne. In seiner Schrift „Über die abnormen Charaktere" spricht er am Schlusse von einer schrecklichen, Besorgnis erregenden Ausbreitung der Nervenschäden in unserer Zeit, von einer sich verbreitenden und zunehmenden Degeneration des menschlichen Geschlechts, der eine Regeneration entgegentreten müsse. So vorsichtig er in der Annahme eines raschen Wachstums der Zahl der Geisteskranken war, so zweifellos erschien ihm die Zunahme all der Störungen, die er in seinem Buche zusammen gruppiert hatte.

Pelman hat von *Kochs* Buch gesagt, es gehöre zu den Büchern die mit der Zeit an Wert und Einfluß gewinnen. Es frägt sich, ob sich diese Prophezeiung schon bisher erfüllt hat. Man könnte daran zweifeln, wenn man sieht, wie selten man *Kochs* Namen in der einschlägigen Fachliteratur begegnet. Allein es ist bekannt, daß der historische Sinn des Mediziners in der Regel nur kümmerlich entwickelt ist. Ich bin dessen gewiß, daß, wenn wir heute dem großen Grenzgebiet zwischen geistiger Gesundheit und Krankheit mit mehr Interesse und Verständnis gegenüberstehen, als unsere Vorgänger, dies zum großen Teil *Koch* zu verdanken ist. Die Psychiatrie unserer Zeit sucht ihre Objekte nicht bloß unter den Anstaltsinsassen, sondern ist sich bewußt, daß die für Theorie und Praxis interessantesten und wichtigsten Fragen an den Fällen studiert werden müssen, die in der geschlossenen Irrenanstalt nur selten zur Beobachtung kommen. *Koch* hat uns den Weg dazu gezeigt, und dieser Weg wird heute nicht bloß in Frankreich, sondern auch im deutschen Sprachgebiet eifrig beschritten. Bei vielen fundamentalen Problemen, die sich uns zurzeit aufdrängen (z. B. Individualität und Psychose, Krankheitsprozeß oder Persönlichkeitsentwicklung) werden wir immer wieder auf *Koch*s Buch von den „psychopathischen Minderwertigkeiten" zurückkommen müssen.

Die Lungenheilstätte der Kgl. Heilanstalt Zwiefalten.

Von

Medizinalrat Dr. **Krimmel**, Direktor der Anstalt.

Die Bekämpfung der Tuberkulose in den Irrenanstalten ist ebenso wichtig als schwierig; wichtig, weil die Tuberkulose die Sterblichkeit in den Irrenanstalten in hohem Grade beeinflußt, schwierig, weil die Zerstreuung der Krankheitserreger nur schwer zu verhüten und andererseits die Widerstandfähigkeit der Geisteskranken gegen Ansteckung und deren Folgen vielfach erheblich vermindert ist. Erste Voraussetzung einer wirksamen Bekämpfung der Tuberkulose in den Irrenanstalten ist die Trennung der tuberkulösen Kranken von den anderen Pfleglingen. Hiezu stehen den neuen, im Pavillonsystem erstellten Anstalten besondere Häuser zur Verfügung. Ungleich weniger günstig liegen die Verhältnisse in den adaptierten Anstalten wie Zwiefalten, die aus einem großen Gebäudeblock bestehen. Die Absonderung tuberkulöser Kranken begegnet da mancherlei Schwierigkeiten.

Auch in Zwiefalten ließ sich die Trennung der Kranken nur unvollkommen durchführen. Deshalb wurde im Jahr 1903 zur Unterbringung tuberkulöser Männer auf dem Gebiet der 1897 eingerichteten Männerkolonie Loreto eine Döckersche Baracke aufgestellt. Die Baracke, die Raum für 9 Kranke und 2 Wärter bot, wurde, nachdem sich deren versuchweiser Betrieb gut bewährt hatte, im Jahr 1905 durch eine größere und fester gebaute Döcker-Unmacksche Baracke ersetzt. Die Lungenheilstätte liegt etwa 710 m über dem Meer und 160 m über der Talsohle am Südabhang des Bergrückens, auf dessen

Höhe die Wirtschaftgebäude der Kolonie Loreto stehen, eines in das zum Gebiet der Donau gehörige Aachtal vorspringenden Ausläufers der schwäbischen Alb. Sie lehnt sich unmittelbar an den Berg an und ist durch ihn gegen Nord- und Nordostwinde, gegen Westwind durch einen Buchenwald geschützt. Die Lage ist durchaus ruhig und völlig staubfrei.

Vor der Baracke, die ein kleines Gärtchen ziert, breiten sich bis an die weiter unten sich anschließenden Wälder duftige Bergwiesen aus. Ein schöner Blick über die umgebende Landschaft und eine herrliche Fernsicht erhöhen den Reiz der Lage. Das Klima von Loreto entspricht etwa dem Klima des als Kurort für Lungenkranke bekannten Schömberg auf dem Württ. Schwarzwald; die Schwankungen der Temperatur scheinen auf Loreto noch etwas geringer zu sein, wie in Schömberg. Die hohe und gegen Süden offene Lage sichert der Lungenheilstätte eine lange und starke Sonnenbestrahlung, die gleichwohl selbst im Hochsommer nie lästig wird. Dichte Nebel sind selten. Die Entfernung von der Anstalt beträgt etwa 40 Minuten.

Die Baracke bietet in zwei lichten und behaglichen Räumen Platz für 16 Kranke. In der Mitte befinden sich zwei mit den Krankenräumen durch ein kleines Fenster verbundene Gelasse für je einen Wärter, ein Geräteraum und eine Spülküche, sowie zwei Aborte. Besondere Ventilationseinrichtungen ermöglichen auch bei geschlossenen Fenstern gründliche Entlüftung, zwei Mantelöfen gehörige Erwärmung der Baracke; zur Beleuchtung dienen Petroleumlampen. Die Doppelfenster haben Dornverschluß, aber keine Vergitterung; die unteren Flügel der Fenster werden wie die Eingangtüre meist geschlossen gehalten, dagegen können die oberen Flügel, ohne die Sicherheit der Kranken zu gefährden, geöffnet werden. Unmittelbar neben der Baracke befindet sich eine Liegehalle für 10 Kranke, sowie ein kleines Gartenhaus. Den Dienst in der Lungenheilstätte besorgen zwei Wärter; die Verköstigung erfolgt von dem wenige Minuten entfernten Wirtschaftgebäude der Kolonie. Der Gesamtaufwand für die Erstellung der Baracke betrug etwa 12 000 Mk. Der Aufwand für ein Krankenbett kam sonach auf 750 Mk. zu stehen.

Die so eingerichtete Lungenheilstätte bietet nicht nur Gelegenheit, tuberkulöse Kranke, soweit sie nicht dauernder Überwachung oder besondrer Pflege bedürfen, von den anderen Kranken zu trennen, ja sie ganz aus dem Bereich der Anstalt zu entfernen, sondern auch die Möglichkeit, ihnen eine den neusten Anforderungen der Phthiseotherapie entsprechende Heilstättenbehandlung angedeihen zu lassen. Die in der Heilstätte verpflegten Kranken werden, so oft es nur die Witterung gestattet, von morgens bis abends in die Liegehalle verbracht;

und dies ist dank der günstigen Lage den ganzen Winter hindurch möglich. Unterstützt wird die Freiluftkur durch kräftige Ernährung, abhärtende und anregende Abwaschungen sowie durch Verabreichung von Kreosotpräparaten, neuerdings in geeigneten Fällen auch durch Behandlung mit Tuberkulin. Die Kranken erhalten die gewöhnliche Kost der III. Verpflegungsklasse, dazu aber noch Zulagen von Milch und Butter. Um den Kranken eine möglichst gute und bekömmliche Milch bieten zu können, wurde auf Loreto Ziegenhaltung und Ziegenzucht eingeführt.

Der Betrieb der Heilstätte verlief bisher ohne Störung und ohne Unfall. Die Baracke hat sich als dauerhaft und wetterbeständig erwiesen. Die Heilstättenbehandlung wirkte äußerst günstig. Die in der Heilstätte behandelten Kranken nehmen zumeist und zum Teil erheblich an Körpergewicht zu. Das Allgemeinbefinden der Kranken erfährt in der Regel eine auffallende Besserung; bei der Mehrzahl ließ sich auch eine Besserung des Lungenleidens selbst feststellen. Fast durchweg gewinnen die Kranken nach kurzer Zeit ein frischeres und gesünderes Aussehen; Appetit und Nahrungsaufnahme bessern sich. Die Kranken selbst fühlen sich in der Heilstätte recht wohl.

Rechtfertigt der Betrieb der Heilstätte sonach alle Erwartungen, so bleibt nur zu bedauern, daß die Einrichtung der Heilstätte eine Beschränkung in der Auswahl der Kranken insofern nötig macht, als unruhige, sowie besonderer Überwachung und Pflege bedürftige Kranke nicht in der Heilstätte untergebracht werden können. Leider ist ein weiterer Ausbau der Heilstätte wegen der Schwierigkeit der Beschaffung von Trink- und Nutzwasser auf Loreto kaum möglich. Dagegen könnte wohl eine nahe gelegene Domäne, Mochental, einst ein herrlicher Sommersitz der Äbte des Klosters Zwiefalten, leicht und ohne allzu große Kosten als Zweiganstalt von Zwiefalten zu einer Heilstätte für lungenkranke Geisteskranke beiderlei Geschlechts und jeder Zustandform eingerichtet werden, die nicht nur für die absonderungbedürftigen Kranken Zwiefaltens, sondern auch der beiden andern oberschwäbischen Staatsirrenanstalten Schussenried und Weißenau Raum genug böte. Damit bekäme Württemberg eine Anlage, um die es allerorts beneidet werden müßte. Der Plan, Mochental für Zwecke der Irrenpflege einzurichten, ist schon wiederholt, erstmals in den 40er und dann in den 70er Jahren des vergangenen

Jahrhunderts, sowie erst wieder in den letzten Jahren aufgegriffen, aber immer wieder aufgegeben worden. Sollten die guten Erfahrungen mit der Lungenheilstätte Loreto den Gedanken aufs neue zu beleben oder gar zu der endlichen Verwirklichung des Planes Anlaß zu geben vermögen, so gäbe die Anstalt Zwiefalten damit für die Weiterentwicklung der württembergischen Irrenfürsorge im folgenden Jahrhundert eine in ihren Folgen höchst segensreiche Anregung.

Die Entwickelung der familialen Verpflegung der Königl. Heilanstalt Zwiefalten.

Von

Oberarzt Dr. **Gutekunst**, Zwiefalten.

Schon in den sechziger Jahren haben sich *Roller* und *Griesinger* mit der Frage der familialen Irrenpflege beschäftigt. *Griesinger* hat damals die Worte ausgesprochen, daß die familiäre Verpflegung für einen gewissen Teil der Irren die eigentlich und einzig richtige sei. Sie gewähre, was die prachtvollste und bestgeleitete Anstalt der Welt niemals gewähren könne, die volle Existenz unter Gesunden, die Rückkehr aus einem künstlichen und monotonen in ein natürliches und soziales Medium, die Wohltat des Familienlebens. Zu praktischen Versuchen ist es jedoch lange nicht gekommen, *Griesinger*[1]) wurde wegen seiner Reformideen sogar vielfach heftig angegriffen, und jahrelang wurden über die Frage der familialen Verpflegung Geisteskranker in zum Teil leidenschaftlicher Weise Erörterungen gepflogen. Allmählich ist jedoch eine Ruhe in den Erörterungen über dieses Thema eingetreten, man machte Versuche, und die Praxis hat gelehrt, daß die Familienpflege als eine Ergänzung der therapeutisch notwendigen Verpflegungsformen, als ein wichtiger therapeutischer Faktor in der Irrenpflege anzusehen ist.

Der Einführung der familialen Irrenpflege in Württemberg hat Medizinalrat Dr. *Rank*[2]) in Weißenau, damaliger Oberarzt der Provinzialirrenanstalt Niet eben bei Halle a. S. in seiner Abhandlung über „Die familiale Irrenpflege mit besonderer Berücksichtigung der öffentlichen

---

[1]) Von 1840—1841 Assistenzarzt der K. Heilanstalt Winnental.

[2]) Von 1879—1883 Assistenzarzt der K. Pflegeanstalt Zwiefalten.

Irrenfürsorge in Württemberg", Juli 1891, warm das Wort geredet. Er wies darauf hin, „daß sich Württemberg ja schon an und für sich vermöge des konservativen Charakters seiner Bevölkerung und deren vorzugweisen Beschäftigung mit Kleinlandwirtschaft mehr als irgendein anderes Land zu einem derartigen Versuche eigne."

Im Jahre 1895 wurde in Schussenried der erste Versuch mit der familialen Verpflegung zweier Kranker gemacht. Der Versuch schlug in beiden Fällen fehl. Der erste nach 5 Tagen „durch Eintritt eines unerwarteten schweren Exaltationsstadiums" des Kranken, der andere „ohne Nachteil für die Kranke dadurch, daß diese sich in die Verhältnisse der Pflegefamilie weniger zu schicken wußte, als in die der Anstalt". In Zwiefalten war es nun, wo im Jahre 1896 die familiale Verpflegung zuerst in ausgedehntem Maße eingeführt worden ist. Besondere Verdienste hat sich um ihre Einführung Med.-Rat Dr. *Kemmler* [1]) in Weinsberg, damaliger Sekundärarzt in Zwiefalten, erworben, er hat die familiale Verpflegung in Zwiefalten gewissermaßen ins Leben gerufen.

Bevor ich auf ihre Installation i. J. 1896 zu sprechen komme, dürfte es interessieren, daß in Zwiefalten unter der Direktion des Ober-Med.-Rat Dr. *Schaeffer* [2]) schon in den Jahren vor und um 1870 verschiedene Kranke eine Verpflegungsform genossen haben, welche der familialen Verpflegung in gewissem Sinne nahegekommen war. So arbeiteten 2—3 Kranke bei hiesigen Handwerkern. Sie verließen morgens die Anstalt, beschäftigten sich tagüber bei den betreffenden Handwerkern, in deren Familie sie verköstigt wurden, und kehrten abends zum Nächtigen in die Anstalt zurück. Etwa 6—8 Kranke halfen im Sommer und im Herbst den Landwirten der Umgebung bei ihren landwirtschaftlichen Arbeiten. Sie kehrten zum Teil abends in die Anstalt zurück, zum Teil genossen sie über diese Zeiten Wohnung und Verpflegung im Hause der betreffenden Landwirte. Einige Kranke betätigten sich in dem der Anstalt gegenüberliegenden Bräuhaus, sie besorgten das Geschäft des Einschänkens. Allmählich scheint diese freie Art der Behandlung, welche den jetzigen Idealen auch nur wenig zu entsprechen vermag, zu Unzuträglichkeiten geführt zu haben. Sie wurde im Jahre 1874 eingeschränkt und verschwand in den folgenden Jahren ganz.

Die Familienpflege im eigentlichen Sinne ist, wie schon erwähnt, im Jahre 1896 in Zwiefalten eingeführt worden. Über den Mechanismus

---

[1]) Von 1895—1901 Sekundär- bzw. Oberarzt der K. Heil- und Pfleganstalt Zwiefalten.

[2]) Von 1838—1874 Direktor der K. Pfleganstalt Zwiefalten.

ihrer Einführung und ihren praktischen Betrieb hat Oberarzt Dr. *Schott*[1]), zurzeit dirig. Arzt in Stetten, damaliger Oberarzt der hiesigen Anstalt, in seiner Mitteilung über „die Erfahrungen mit der familialen Verpflegung von Geisteskranken der Kgl. Heilanstalt Zwiefalten“ [2]) im Jahre 1904 ausführlich berichtet. Der praktische Betrieb der Familienpflege ist auch heute noch derselbe geblieben, so daß es sich erübrigt, hierauf noch einmal des näheren einzugehen.

In der Zeit von 1896—1911 sind im ganzen 191 Kranke (100 Frauen und 91 Männer) in familiale Verpflegung gegeben worden, die wiederholt in Familienpflege gegebenen Kranken eingerechnet. Die Verteilung der Kranken auf die einzelnen Jahre ist aus den Kurve der Tabelle I a, b und c ersichtlich. Diese Tabelle illustriert zugleich die Zahl der in dem jeweiligen Jahre wieder aus der Familiepflege ausgetretenen Kranken und den Bestand der Familienpfleglinge am Ende des jeweiligen Jahres.

Tabelle I.

— · — · — · Zahl der in dem jew. Jahr in die Familienpflege eingetretenen Kranken.

. . . . Zahl der in dem jew. Jahr aus der Familienpflege ausgetretenen Kranken.

——————— Zahl der Familienpfleglinge am Ende des jew. Jahres.

a) Männer.

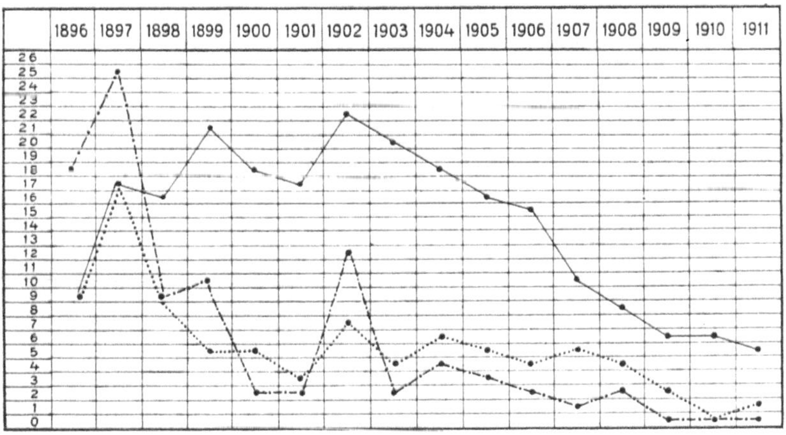

[1]) Von 1896—1897 Assistenzarzt und von 1901—1903 Oberarzt der K. Heilanstalt Zwiefalten.

[2]) Württ. Med. Korrespondenzbl. 1904.

b) Frauen.

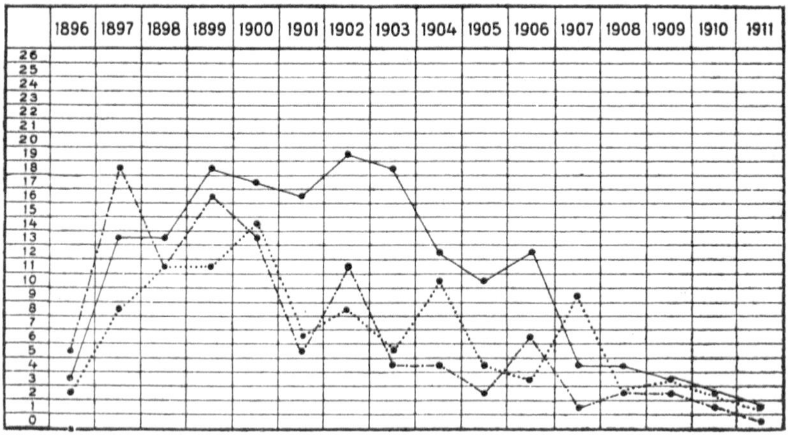

c) Männer und Frauen zusammen.

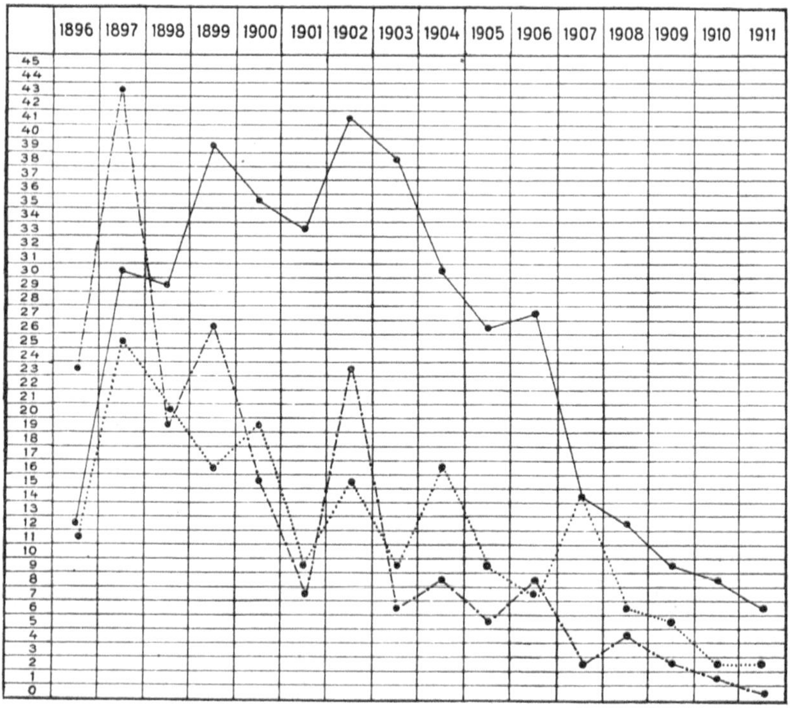

Überblickt man diese zahlenmäßige Entwicklung der familialen Verpflegung, so sieht man, daß die Zahl der Familienpfleglinge in den Jahren 1897 (damal. Sekundärarzt Dr. *Kemmler*), 1899 (Direktor Dr. *Binder* [1])), 1902 (Direktor Dr. *Krimmel* [2])) die höchste Höhe erreicht hat. Mit dem Steigen der Zahl der in Familienpflege Eingetretenen steigt auch in der Regel schon in demselben Jahre oder in den dem Anstieg zunächst folgenden Jahren die Zahl der aus der Familienpflege Ausgetretenen, was sich leicht aus dem Umstand erklärt, daß

Tabelle II.

Zahl der Familienpfleglings am Ende des jeweiligen Jahres.

Männer — — — — —

Frauen . . . .

Männer u. Frauen zus. ————

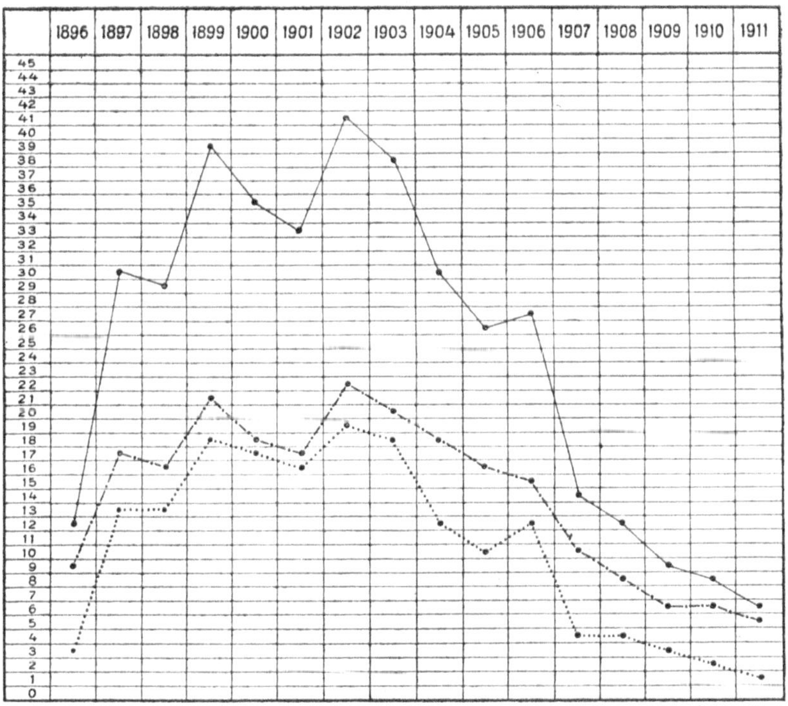

[1]) Von 1898—1901 Direktor der K. Heil- und Pfleganstalt Zwiefalten.

[2]) Seit 1901 mit der Leitung der K. Heilanstalt Zwiefalten betraut.

von der in jenen Jahren nicht unerheblichen Zahl der Familienpfleglinge manche beurlaubt wurden, sich als ungeeignet erwiesen, körperlich erkrankten oder aus anderen später noch zu erwähnenden Gründen wieder in die Anstalt zurückgenommen worden sind.

Der Bestand der Familienpfleglinge berechnet auf das Ende des jeweiligen Jahres hat deshalb zunächst wohl einen Aufstieg erfahren und hat in den Jahren 1897, 1899 und 1902 die höchste Zahl erreicht, er vermochte sich jedoch nicht auf dieser Höhe zu erhalten. Dies ist sowohl aus den Tabellen I bzw. I c, als auch aus den Kurven der Tabelle II deutlich ersichtlich, welche über den Bestand der Familienpfleglinge am Ende des jeweiligen Jahres Aufschluß gibt. Der höchste derart berechnete Bestand wurde im Jahre 1902 mit 41 Familienpfleglingen (22 Männern und 19 Frauen) erreicht — bei einem Gesamtkrankenbestand von 567 Pfleglingen (326 Männern und 241 Frauen). Vorübergehend war in diesen Jahren ab und zu eine höhere Zahl von Kranken in Familienpflege, im Jahre 1902 haben sich einmal kurze Zeit 45 Kranke in familialer Pflege befunden.

Tabelle III.

—·—·— Zahl der in dem jeweiligen Jahr erstmals in die F.-Pflege eingetretenen Kranken.

———— Zahl der in dem jeweiligen Jahre erstmals und wiederholt in die F.-Pflege eingetretenen Kranken, d. h. Gesamtzahl der in F.-Pflege gegebenen Kranken in dem jeweiligen Jahre.

a) Männer.

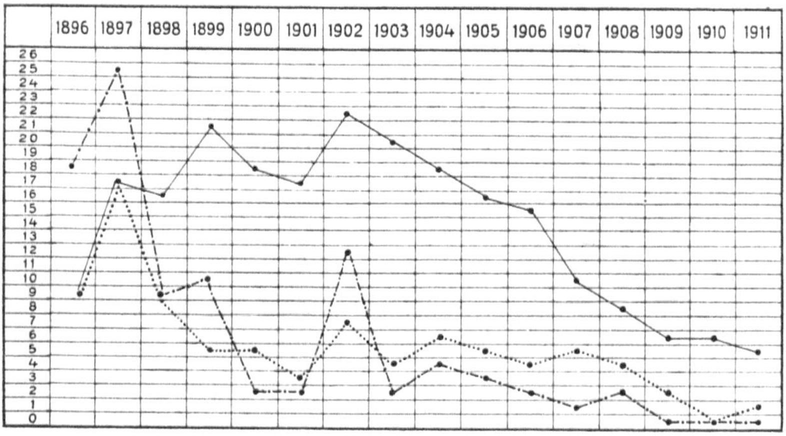

b) Frauen.

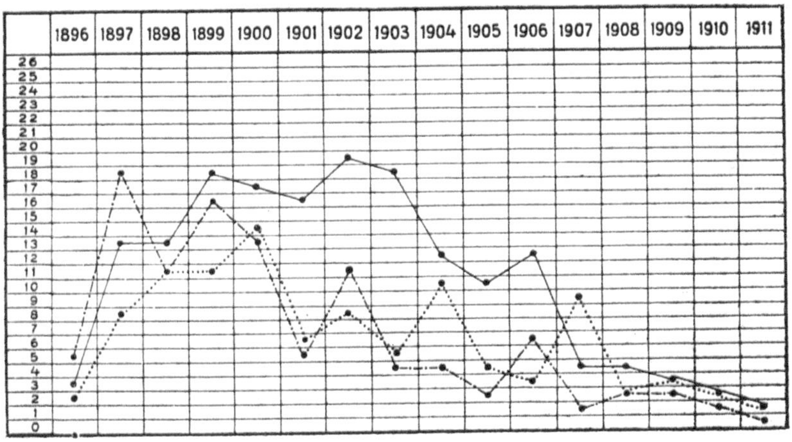

c) Männer und Frauen zusammen.

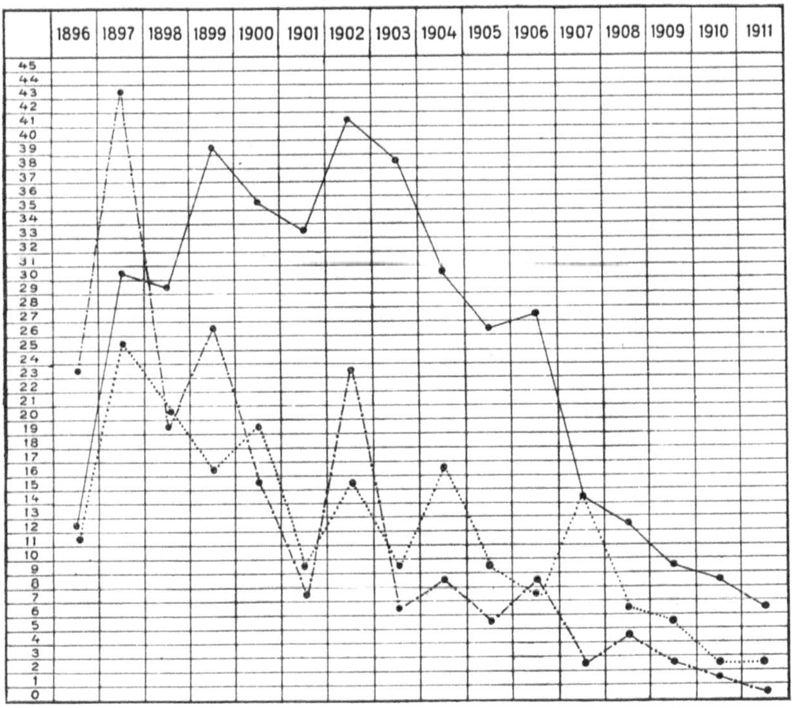

Unter den Familienpfleglingen waren nun schon vom Jahre 1897 ab Kranke, welche nicht zum ersten Male, sondern wiederholt in familiale Verpflegung gegeben worden sind. Wie sich die Zahl der erstmals in dem jeweiligen Jahre in die Familienpflege eingetretenen Kranken zu der Zahl der in dem jeweiligen Jahre erstmals und wiederholt in Familienpflege Eingetretenen, also zu der Gesamtzahl der in dem jeweiligen Jahre in Familienpflege hinausgegebenen Kranken verhält, bringt die graphische Darstellung Tabelle III a, b und c zum Ausdruck.

Aus diesen Tabellen geht hervor, daß es schon nach der ersten Auslese der für die Familienpflege geeigneten Kranken in den Jahren 1896 und 1897 recht schwierig war, weitere geeignete Pfleglinge aus dem Gesamtkrankenbestand herauszufinden. So darf es nicht überraschen, daß bei dem nochmaligen Ansteigen der Zahlen der Familienpfleglinge in den Jahren 1899 und 1902 in dem ersteren Jahre von 26 nur 19 und im Jahre 1902 von 23 nur noch 7 solcher Kranker waren, welche zum ersten Male familiale Verpflegung genießen durften.

Den Grund des Austritts aus der familialen Verpflegung bzw. deren Unterbrechung bildeten bei den 91 Männnern:

Entlassung bzw. Beurlaubung	15	Fälle
Entweichung und Beurlaubung	6	„
Abgang durch Tod	3	„
Rückkehr in die Anstalt auf eig. Wunsch	10	„
Körperliche Erkrankung	19	„
Vorübergehende psychische Erregung teilw. infolge Wirtshausbesuches	11	„
Drang zum Weglaufen	4	„
Unbotmäßigkeit, sexuelle Erregung, Neigung zu Betteln	6	„
Unreinlichkeit	4	„
Unzweckmäßige Behandlung durch die Pflegefamilie	4	„
Sonstige Gründe (Krankheit und Verziehen der Pflegeeltern, Brandfall im Hause der Pflegeeltern)	4	„
Zusammen	86	Fälle

Am Ende des Jahres 1911 befanden sich 5 Männer in Familienpflege.

Den Grund des Austritts aus der familialen Verpflegung bzw. deren Unterbrechung bildeten bei den 100 Frauen:

Entlassung bzw. Beurlaubung	6	Fälle
Entweichung und Beurlaubung	0	„
Abgang durch Tod	1	„
Rückkehr in die Anstalt auf eigenen Wunsch	12	„
Wunsch nach Wechsel der Pflegestelle	5	„
Körperliche Erkrankung	23	„
Vorübergehende psych. Erregung	13	„
Drang zum Weglaufen	16	„
Unverträglichkeit, sexuelle Erregung, Pflegebedürftigkeit	13	„
Unreinlichkeit	4	„
Unzweckmäßige Behandlung durch die Pflegefamilie	2	„
Sonstige Gründe (Erkrankung, Verziehen der Pflegefamilie)	4	„
Zusammen	99	Fälle

Am Ende des Jahres 1911 befand sich 1 Frau in Familienpflege.

Die absolute Zahl der Kranken, welche von 1896—1911 im Genuß der familialen Verpflegung gestanden sind abzüglich der wiederholt in Familienpflege Untergebrachten, beläuft sich auf 116 Pfleglinge (65 M. und 51 Fr.).

Von den 65 Männern konnten 21 entlassen bzw. beurlaubt werden, wovon 3 später wieder aufgenommen werden mußten. 10 erwiesen sich trotz mehrfacher Versuche als ungeeignet zur familialen Verpflegung. 3 Kranke starben. Die anderen Kranken wurden aus den oben erwähnten Gründen in die Anstalt zurückgenommen. Von den 5 männlichen Kranken, welche Ende 1911 noch in familialer Pflege untergebracht waren, befindet sich 1 Kranker seit 1897, 1 Kranker seit 1899, 1 Kranker seit 1900, 1 Kranker seit 1902 ununterbrochen in Familienpflege. Bei 1 Kranken mußte die seit 1897 bestehende familiale Verpflegung wegen eines im Hause der Pflegefamilie entstandenen Brandfalles auf kurze Zeit unterbrochen werden.

Von den 51 Frauen wurden 6 entlassen bzw. beurlaubt. 13 erwiesen sich trotz wiederholter Versuche als ungeeignet zu familialer Verpflegung. 1 Kranke ist gestorben. Die anderen Kranken kamen aus den oben erwähnten Gründen in die Anstalt zurück. Die Kranke, welche Ende 1911 in F.-Pflege untergebracht war, befindet sich seit 1903 in familialer Verpflegung.

Was die psychischen Krankheitformen der in Familienpflege hinausgegebenen Kranken betrifft, verteilen sie sich auf die 116 Familienpfleglinge wie folgt:

Von den 65 männlichen F.-Pfleglingen litten bzw. leiden an

Dementia praecox		
Hebephrenie	26	
Katatonie	4	
Halluz. Demenz	2	32
Chron. paran. Erkrankung		17
Idiotie, Imbezillität		14
Konstitutionelle Entartung		1
Senile Demenz		1

Von den 51 weiblichen F.-Pfleglingen litten bzw. leiden an

Dementia praecox		
Hebephrenie	22	
Katatonie	3	
Halluz. Demenz	2	27
Chron. paranoische Erkrankung		15
Idiotie, Imbezillität		5
Senile Demenz		2
Chron. Alkoholismus		1
Akute halluzinatorische Verwirrtheit		1

Zu den Pflegestellen sind für die 191 in Familienpflege Untergebrachten insgesamt 94 verschiedene Pflegefamilien in Anspruch genommen worden. Von diesen 94 Pflegestellen wurden 89 ihrer Aufgabe gerecht, 5 erwiesen sich als ungeeignet. Den einen mangelte das Verständnis für die Kranken, die anderen ließen es an der nötigen Beaufsichtigung und Reinlichkeitspflege fehlen. Ein Kranker wurde von dem Pflegevater geschlagen.

Die Pflegestellen verteilen sich auf folgende Orte in der Umgebung Zwiefaltens:

Name des Ortes:	Entfernung von Zwiefalten:
Aichstetten	10 km
Baach	2 „
Emeringen	6 „
Friedingen	10 „
Gauingen	4 „
Geisingen	6 „
Georgenhof	10 „
Hayingen	8 „
Hochberg	4 „
Huldstetten	6 „
Ittenhausen	13 „
Moersingen	5 „
Oberwilsingen	7 „

Name des Ortes:	Entfernung von Zwiefalten:
Pflummern	10 km
Sonderbuch	4 „
Wimsen	4 „
Zwiefalten	— „

Seit Jahren wurde der Kreis dieser Ortschaften immer enger gezogen, und Ende 1911 waren die Familienpfleglinge ausschließlich in den Zwiefalten naheliegenden Ortschaften Baach, Gauingen, Hochberg untergebracht.

Das Vorhergehende sollte ein Versuch sein, ein Bild von der äußeren Entwicklung der Familienpflege der K. Heilanstalt Zwiefalten zu geben. Welche Erfahrungen haben wir nun mit der familialen Verpflegung bisher gemacht, und was dürfen wir aus ihrer bisherigen Entwicklung folgern?

Von schwereren Unglücksfällen sind die Familienpfleglinge bisher verschont geblieben. Einmal erlitt ein Kranker durch einen Pferdehufschlag eine Verletzung im Gesicht, die sich jedoch nicht als sonderlich schwer erwies. Die in Familienpflege Verstorbenen starben eines natürlichen Todes: 2 Männer an akuter Herzinsuffizienz, 1 an einer rasch zum Tode führenden Hirnblutung. Bei der in Familienpflege verstorbenen Frau bildete ein Leberkrebs die Todesursache. Die Kranke setzte der Absicht, sie wegen ihrer Erkrankung in die Anstalt zurückzuverbringen, energischen Widerstand entgegen. Sie wurde von ihrer Pflegefamilie mit großer Aufopferung bis zu ihrem Tode gepflegt.

Auch sonst hat die familiale Verpflegung zu keinen erheblichen Unzuträglichkeiten geführt. Gewaltakte von seiten der Kranken sind nicht vorgekommen, wenn manche Familienpfleglinge sich zuweilen auch als unbotmäßig und gereizt erwiesen. Über solche Zeiten vorübergehender Erregung wurden sie in die Anstalt zurückgenommen.

Im Oktober 1897 belästigte ein an angeborenem Schwachsinn leidender Kranker ein sechsjähriges Mädchen. Er soll es in den Arm genommen und geküßt haben. Der Kranke wurde daraufhin sofort in die Anstalt zurückgenommen. Einmal wurde zur Anzeige gebracht, daß Kinder durch eine Kranke bedroht worden seien. Nachforschungen ergaben die völlige Harmlosigkeit dieser Bedrohungen.

Im Jahre 1905 wurde in der Finanzkommission der Kammer der Abgeordneten zur Sprache gebracht, „daß schon von dritter unbeteiligter Seite beobachtet worden sei, wie sog. Familienpfleglinge den Kindern der

Familie, in welcher sie untergebracht waren, durch ihr Verhalten (schlechte Manieren oder gar sexuelle Ausschreitungen) gefährlich geworden seien".

Die damals angestellten umfangreichen Erhebungen haben nichts ergeben, was für dergleichen Vorkommnisse gesprochen hätte. Zwei weibliche Kranke mit Neigung zu obszönen Schimpfereien auch sexuellen Inhalts waren schon 1904 wegen ihres ungeeigneten Verhaltens in die geschlossene Anstalt zurückgenommen worden.

Im Jahre 1907 ist über einen Kranken in einem anonymen Briefe berichtet worden, daß er für Kinder gefährlich sei. Die angestellten Nachforschungen ergaben ebenfalls die völlige Haltlosigkeit dieser Beschuldigung. Das Motiv der Anzeige waren offenkundig Neid und Mißgunst eines nicht mit einem Familienpflegling bedachten Bauern.

Im April 1911 verursachte ein Famlienpflegling versehentlich einen belanglosen Waldbrand. Die Pflegefamilie hatte es in diesem Falle an der gehörigen Beaufsichtigung fehlen lassen. Der Kranke wurde in die Anstalt zurückgenommen.

Dies sind die störenden Zwischenfälle, die bisher in der Familienpflege vorgekommen sind. Man darf wohl sagen, daß sie bei der hohen Zahl der Versuchsfälle und bei der immerhin schon langen Dauer der Ausübung der familialen Verpflegung in Zwiefalten gegen diese Verpflegungsform kaum ins Gewicht fallen dürften. Bleiben wir doch in der geschlossenen Anstalt selbst keineswegs von unliebsamen Vorkommnissen und Unfällen bewahrt. Immerhin weisen diese Fälle darauf hin, daß die Auswahl sowohl der Familienpfleglinge als auch der Pflegefamilien besonderer Sorgfalt und Vorsicht bedarf.

Der Boden für die Ausführung der Familienpflege erwies sich in Zwiefalten als denkbar günstig. Die Erfahrung bestätigte durchaus die Hoffnungen, welche in dieser Hinsicht vor Ausübung der Familienpflege auf die hiesige Gegend gesetzt worden sind. Die Albdörfer und Höfe der hiesigen Umgebung bieten in ihrer idyllischen, abgeschiedenen Lage den Kranken Ruhe und die für sie wünschenswerten einfachen Verhältnisse. Größere Städte sind nicht in der Nähe, Fabriken fehlen, die Dörfer haben wenig Verkehr. Die Dorfbewohner sind bei einfacher, bescheidener, nicht an große Bedürfnisse gewohnter Lebensweise ehrbar und mäßig. Sie treiben außer wenigen Handwerkern ausschließlich Landwirtschaft in der Form des landwirtschaftlichen Kleinbetriebes und stehen seit Jahrzehnten in geschäftlicher Verbindung mit der Anstalt. Die Umgebung, welche die Entwicklung der Anstalt seit einem Jahrhundert miterlebt hat, steht dem Umgang mit Geisteskranken mit viel weniger Voreingenommenheit und Mißtrauen gegenüber, als andere Gegenden. Die Bevölkerung hat sich an den Umgang mit Geistesgestörten gewöhnt. Von besonderem Werte ist die Tatsache, daß schon seit Jahrzehnten männliche und weibliche Angehörige zahlreicher Familien der hiesigen Umgebung eine Ehre darein setzen, in den Anstaltdienst treten zu dürfen. Sie bleiben zumeist mehrere Jahre im Dienst der Anstalt, eignen sich gewisse Kenntnisse in der Irren- und Krankenpflege an und machen sich mit dem Wesen und der Behandlung Geisteskranker einigermaßen vertraut. Eine ansehnliche Zahl dieser Wärter und Wärterinnen haben sich zu allen Zeiten, besonders auch in den letzten Jahren, in der hiesigen Umgebung niedergelassen, so daß zahlreiche Pflegefamilien vorhanden sind, deren erwachsene Mitglieder als Pflegepersonal im Dienste der Anstalt gestanden haben. Gerade diese Pflegefamilien erhielten aus Zweckmäßigkeits- und aus Billigkeitsgründen den Vorzug, zumal da sie häufig der Anstalt und den Ärzten große Anhänglichkeit bewahren, mit Stolz von ihrer Anstaltzeit sprechen und es als Ehrensache betrachten, nicht nur einen Familienpflegling zu erhalten, sondern auch den an sie gestellten Anforderungen in dem Verständnis und in der Sorge für den Kranken gerecht zu werden. Die Erfahrung hat gelehrt, daß man solchen Pflegefamilien oft schwierige Aufgaben zumuten durfte. Sie brachten auch schwer zu behandelnden Kranken gutes Verständnis entgegen. Aus wohl verständlichen Gründen war die Nachfrage nach Kranken, welche im landwirtschaftlichen Betrieb beschäftigt werden konnten, ziemlich groß. Dieser Gesichtspunkt war jedoch nicht allein maßgebend zur Aufnahme von Familienpfleglingen. So erwähnt *Schott* z. B. folgenden Fall: Eine vermögliche Bauernfamilie, deren erwachsene Kinder sich auswärts befanden, nahm lediglich der Unterhaltung wegen eine Kranke bei sich auf und verpflegte sie in „so üppiger Weise“, daß die Auslagen für die Verköstigung usw. die Höhe des für die Kranke bezahlten Verpflegungsgeldes sicherlich erheblich überschritten. — Manchen Pflegefamilien war es Ehrensache, durch das Alter gebrechlich gewordene Kranke, die zu keinerlei Arbeit mehr fähig waren, in ihrem Hause mit großer Sorgfalt und unter Aufwendung einer besonders geeigneten Beköstigung solange zu pflegen, bis die weitere Verpflegung außerhalb der Anstalt aus ärztlichen Gründen nicht mehr angängig war. Egoistische Motive dürften bei solchen Familien schließlich keine Rolle mehr gespielt haben. Das Verhältnis der Pflegefamilien zu den Kranken wurde eben, nachdem sich beide Teile aneinander gewöhnt hatten, häufig ein herzliches und fürsorgliches, die Kranken nahmen allmählich die Stellung von Familienmitgliedern im Hause ein.

Mit den Wohnungsverhältnissen durfte man zufrieden sein. Die Wohnungen entsprechen kleinbäuerlichen, jedoch keineswegs ärmlichen Verhältnissen. Sie sind zumeist gut gelüftet, die Pflegefamilien kommen auch den Forderungen der Sauberkeit und Reinlichkeit nach. Die Betten sind gut und reinlich gehalten.

Über die Art und Weise der Verköstigung wurden den Pflegefamilien keinerlei Vorschriften gemacht. Klagen über die Verköstigung sind trotz der liberalen Handhabung dieser Frage nach Ausweis der Akten weder früher noch in der letzten Zeit von Familienpfleglingen eingegangen. Die Kost ist einfach und ländlich. Sie sagt jedoch dem Geschmack manches aus bäuerlichen Verhältnissen hervorgegangenen Familienpfleglings vielleicht mehr zu, als die in der Anstalt gereichte, auch dem verwöhnteren Gaumen Rechnung tragende Nahrung.

Die Kranken waren mit ihren Pflegestellen in der Regel auch zufrieden außer einigen nörglerischen, unzufriedenen Elementen, deren Wünsche nirgends zu befriedigen sind. Diese Art von Kranken war es auch vorwiegend, die auf eigenen Wunsch in die Anstalt zurückverlangten oder, wie besonders einige weibliche Familienpfleglinge, einen Wechsel der Pflegestelle anstrebten.

Grobe Behandlung Kranker von seiten der Pflegefamilie kam nur e i n m a l vor. Im Jahre 1897 wurde ein Pflegling von seinem Pflegevater geohrfeigt. Der Kranke wurde in die Anstalt zurückgenommen; in jener Pflegefamilie wurden keine Familienpfleglinge mehr untergebracht.

Daß die meisten Pflegefamilien es nicht an der nötigen Beaufsichtigung der Kranken fehlen ließen, dafür spricht deutlich die Tatsache, daß von 94 Familien nur 4 in dieser Beziehung ihrer Aufgabe nicht gewachsen waren. Im ganzen standen also 89 brauchbare Pflegefamilien zur Verfügung, eine Zahl, die der beste Beweis dafür sein dürfte, daß für die familiale Verpflegung in dieser Hinsicht hier die denkbar besten Verhältnisse gegeben sind. Wurde doch auch schon nach kurzer Zeit der Ausübung der Familienpflege erreicht, was von Anfang an angestrebt worden ist, daß die Annahme eines Pfleglings nicht als eine Gefälligkeit der Bevölkerung gegen die Anstalt, sondern als eine Vergünstigung der Anstalt der Bevölkerung gegenüber aufgefaßt wird.

Die therapeutischen Erfolge der freien Behandlungsform der familialen Verpflegung sind nach der bisherigen Erfahrung recht gute. Die meisten Kranken sind in ihrem psychischen Verhalten weitergekommen. Sie lebten in dem ihnen von Haus aus gewohnten ländlichen Milieu auf und zeigten bald für alles Mögliche Interesse. Viele Pfleglinge, die in der Anstalt zu keiner Betätigung zu bewegen waren, griffen zur Arbeit und entwickelten sich allmählich zu wohl brauchbaren landwirtschaftlichen Kräften.

So arbeitet ein Kranker, welcher sich in der Anstalt nie zu einer Beschäftigung herbeigelassen und sich gegen die Unterbringung in Familienpflege geradezu gewehrt hatte, heute tüchtig und selbständig in der Landwirtschaft mit. Er fühlt sich sehr wohl in seiner Pflegestelle, ist durchaus zufrieden und unterhält freundliche Beziehungen mit seiner Pflegefamilie und den Dorfbewohnern, während er sich in der Anstalt stets von seiner Umgebung zurückgezogen und gegen Ärzte und Personal ablehnend verhalten hatte, ein Verhalten, das sich auch den Ärzten gegenüber seit langem geändert hat.

Intellektuell nicht mehr sonderlich hochstehende Pfleglinge ließen sich wenigstens zu mechanischen Arbeiten (Holztragen, Wasserholen usw.) gerne heranziehen und fühlten sich wohl bei dieser wenn auch einfachen Beschäftigung. Ein mutazistischer Katatoniker, welcher sich heute noch in Familienpflege befindet, hat sich in der Ortschaft, in welcher seine Pflegefamilie wohnt, über die örtlichen Verhältnisse und auch über die einzelnen Familien wohl orientiert. Er besorgt Aufträge, welche ihm schriftlich mitgegeben und welche auf schriftlichem Wege auch wieder erledigt werden, richtig und prompt. Während dieser Kranke seiner Pflegefamilie gegenüber zumeist willig und freundlich ist, zeigt er gegen den Arzt in der Regel ein ablehnendes Verhalten und hört häufig über die Zeit der Anwesenheit des Arztes mit der Arbeit auf.

Die Kranken haben die Freiheit der familialen Verpflegungsform stets angenehm empfunden und sie schätzen gelernt. Auch blöderen Familienpfleglingen kam die größere Freiheit und Selbständigkeit wohl zum Bewußtsein. So versäumte z. B. ein Kranker, welcher allmählich eine erhebliche intellektuelle Einbuße erlitten hatte, nie, wenn er zum regelmäßigen Bad in die Anstalt geführt wurde, seinen Pflegeeltern aufzutragen, daß sie ihn auch wieder mit nach Hause nehmen sollten.

Daß die familiale Verpflegung von günstigem Einfluß auf die Kranken war, geht auch daraus hervor, daß von 116 Pfleglingen 27 = 23% entlassen bzw. beurlaubt werden konnten, nachdem sie sich nach den mit ihnen in der Familienpflege gemachten Erfahrungen den normalen Lebensbedingungen gewachsen gezeigt hatten.

Zur Unterbringung in Familienpflege eigneten sich nach unseren Erfahrungen, wie aus der früher gegebenen Zusammenstellung ersichtlich ist, am besten die an Dementia praecox Leidenden und unter ihnen vorzugweise die hebephrenischen Kranken, welche durch die mancherlei Anregungen der Familie und des landwirtschaftlichen Betriebes aus ihrer Apathie aufgerüttelt wurden. Auch Imbezille und chronisch-paranoische Kranke stellten ein etwas größeres Kontingent. Die an anderen Krankheitformen Leidenden konnten nur vereinzelt in familiale Behandlung gegeben werden. Versuche mit manisch-depressiven, periodisch-manischen usw. Kranken wurden hier nie gemacht. Sind bei solchen Pfleglingen die freien Intervalle nur kurz, so eignen sie sich nicht zur Unterbringung in Familienpflege; haben die freien Zeiten längere Dauer, so kommen die Kranken in der Regel schon so frühzeitig zur Entlassung, daß sie die Zwischenstufe der Familienpflege nicht mehr zu passieren vermögen.

Fassen wir das über den therapeutischen Wert der familialen Verpflegungsform Gesagte zusammen, so können wir mit den hier gemachten Erfahrungen nur die recht guten Erfolge bestätigen, welche auch andere Anstalten innerhalb und außerhalb Württembergs in dieser Hinsicht mit der Familienpflege gemacht haben.

Wie kommt es nun, daß trotz des für die Familienpflege hier so günstigen Bodens und trotz der guten therapeutischen Erfolge die Zahl der Familienpfleglinge langsam aber stetig zurückgegangen ist?

Die Ursache für diesen Rückgang ist nicht in inneren, sondern lediglich in äußeren Gründen zu suchen. Zur Zeit der Einführung der familialen Verpflegung im Jahre 1896 war es bei der Art der damals in Zwiefalten untergebrachten Kranken — Zwiefalten war damals noch Pflegeanstalt und beherbergte in der Hauptsache chronisch Kranke — wohl möglich, aus dem Gesamtbestand eine erkleckliche Anzahl für Familienpflege geeigneter Kranken auszulesen. Schon in den der ersten Auslese folgenden Jahren war es erheblich schwieriger, weitere für die Familienpflege geeignete Kranke ausfindig zu machen, was in Berichten der Direktion im Jahre 1899 bei der zweiten Auslese schon zum Ausdruck gebracht worden ist. In Wirklichkeit war auch unter den in späteren Jahren in die Familienpflege hinausgegebenen Kranken ein großer Teil solcher Kranker, welche — wie aus den Tabellen III hervorgeht — nicht zum ersten Male, sondern wiederholt in familialer Verpflegung untergebracht worden waren. Trotzdem wurde im Jahre 1902 durch Med.-Rat Dr. *Krimmel* noch einmal eine sorgfältige Auswahl getroffen, und manche früher mißglückten Versuche wurden wiederholt, so daß sich die Familienpflege damals einer hohen Blüte erfreute. In den folgenden Jahren jedoch setzte der langsame aber stetige Rückgang ein. Die Zahl der Familienpfleglinge wurde durch Entlassungen, Tod, Erkrankung, Zurücknahme von Kranken in die Anstalt aus den anderen früher erwähnten Gründen allmählich nicht unerheblich gelichtet. Die Zahl der in die Familienpflege Eintretenden vermochte aber mit der Zahl der aus der familialen Verpflegung Austretenden nicht mehr Schritt zu halten, denn nach der dreimaligen Auslese in den Jahren 1896/97, 1899, 1902 war es nachgerade nicht mehr möglich, aus dem alten Krankenbestand neue für die Familienpflege geeignete Kräfte zu finden. Der Bestand mußte also vorwiegend aus den Neuaufnahmen ergänzt werden. Dies wird durch äußere Verhältnisse jedoch außerordentlich erschwert.

Im Jahre 1899 bzw. 1903 wurde Zwiefalten des Charakters einer reinen Pflegeanstalt entkleidet. Seither mehrten sich die Aufnahmen Neuerkrankter, während vorher in der Hauptsache nur chronisch Kranke, unter welchen sich eher zur F.-Pflege geeignete Pfleglinge finden ließen, zur Aufnahme gelangt bzw. von anderen Anstalten nach Zwiefalten versetzt worden waren. Nach Zuteilung eines bestimmten Aufnahmebezirks an Zwiefalten im Jahre 1905 nahm der Andrang Neuerkrankter immer mehr zu, so daß es bald zur Überfüllung der Anstalt kam. Infolge der Überfüllung aber vermochte man seit Jahren nur die Schwerkranken aufzunehmen, die für F.-Pflege auch späterhin zumeist nicht in Betracht kamen.

Nach der Bekanntmachung des Kgl. Medizinalkollegiums vom 27. V. 1907 sind die Verpflegungsgelder der Staatsirrenanstalten neu geregelt bzw. erhöht worden. Infolge dieser Erhöhung der Verpflegungsgelder haben sowohl die zahlungpflichtigen Armenbehörden, welche seither häufiger in Anspruch genommen werden, ein vermehrtes Interesse daran, einmal, daß die Kranken möglichst frühzeitig, sobald es ihr Zustand einigermaßen erlaubt, zur Beurlaubung kommen, zum andern, daß chronische Kranke, welche infolge ihres psychischen Verhaltens nicht mehr unbedingt irrenanstaltbedürftig sind, wohl aber noch eine sachverständige Pflege brauchen, in Pflege- und Bewahranstalten um ein billigeres Verpflegungsgeld untergebracht werden. Diese letzte Tendenz der Armenbehörden usw. wird aus Gründen der Evakuierung der überfüllten Anstalten von den Anstalten selbst energisch unterstützt.

Unter diesen Verhältnissen war und ist es nahezu nicht mehr möglich, in den letzten Jahren gebesserte Kranke vor der Entlassung die Zwischenstufe der Familienpflege passieren zu lassen und von dieser wohl bewährten Verpflegungsform trotz besten Willens und eifrigsten Bestrebens der Ärzte ausgiebigen Gebrauch zu machen. Die familiale Verpflegung kam, wie die Erfahrung immer mehr gelehrt hat, in der Regel nur noch für Kranke in Betracht, welche infolge Fehlens von Angehörigen überhaupt oder infolge ungünstiger sozialer Verhältnisse in der eigenen Familie keine Unterkunft finden konnten. Und nicht einmal solche Kranke blieben immer im Verband der Anstalt. So haben in einigen Fällen die zahlungpflichtigen Armenbehörden aus pekuniären Gründen bei Kranken, welche in Familienpflege untergebracht waren, die Beurlaubung aus dem Anstaltsverband erwirkt und haben diese Kranken auf ihre eigene Verantwortung hin Pflegefamilien der hiesigen Umgebung zur Verpflegung übergeben.

Dies sind die Gründe, welche den Rückgang der Familienpflege in Zwiefalten erklären. Und verfolgt man die Entwicklung der familialen Verpflegung anderer württembergischer Anstalten, so will mir scheinen, als ob auch sie ähnliche Erfahrungen wie Zwiefalten gemacht hätten.

Zum Schluß fasse ich die Erfahrungen, welche seither mit der familialen Verpflegung in Zwiefalten gemacht worden sind, dahin zusammmen:

Der Boden für die Entwicklung der Familienpflege ist in der Umgebung der hiesigen Anstalt ein sehr günstiger.

Die Familienpflege hat sich bisher aufs beste bewährt und hat sich als ein wertvoller therapeutischer Apparat unter den Behandlungsformen der Irrenfürsorge erwiesen.

Aus äußeren Gründen vermag zurzeit die familiale Verpflegungsform zur Entlastung der Anstalt kaum zu dienen.

Die bisherigen guten Erfolge der Familienpflege befestigen und fördern uns jedoch in dem Bestreben, diese bewährte Verpflegungsform soweit als möglich dem Wohl der Kranken zugute kommen zu lassen.

Drei Fälle von Spätgenesung.

Mitgeteilt von Medizinalrat Dr. **Kreuser** in Winnental.

Während des größeren Teils ihres jetzt hundertjährigen Bestehens hat die Kgl. württ. Heilanstalt Zwiefalten die wenig dankbare Aufgabe zu erfüllen gehabt, der Aufnahme und Verpflegung von Geisteskrankheiten zu dienen, bei denen von anderer Seite zuvor die Hoffnungen auf Wiedergenesung aufgegeben gewesen waren. Aus dieser bescheidenen Stellung ist Zwiefalten in gleiche Linie mit den übrigen Kgl. Heilanstalten des Landes eingerückt. Auf den dorthin verbrachten Kranken lastet nicht von Anfang an mehr die Voraussetzung der Unheilbarkeit; die Anstalt ist in der Lage, die Erwartungen zu übertreffen, auf die sie lange Zeit hindurch beschränkt geblieben war.

Als kleine Festgabe zum Jubiläum dieser Anstalt diene daher eine psychiatrische Erfahrung, die ihrem Lose einigermaßen an die Seite treten darf: Wiederherstellungen zu vollwertigen Leistungen im bürgerlichen Leben bei Kranken, deren lange Leidensdauer die Hoffnung auf solche kaum hatte aufrechterhalten lassen.

Von Spätgenesungen habe ich schon im Jahre 1900 [1]) eine Anzahl bekannt gegeben, veranlaßt durch ihre praktische Bedeutung für die seit Einführung des BGB. unter bestimmten Voraussetzungen in Deutschland allgemein zulässig gewordene Ehescheidung wegen Geisteskrankheit von wenigstens dreijähriger ununterbrochener Dauer. Einen weiteren Beitrag zu dieser Frage hat aus meinen persönlichen Erfahrungen 1905 *Sigel* [2]) gegeben. Aber auch sonst ist ihr seither in der psychiatrischen Literatur mancherlei Bedeutung zuteil geworden; besonders eingehend und kritisch 1908 durch *Petrén* [3]).

---

[1]) *Kreuser*, Allg. Ztschr. f. Psych. LVII S. 543 u. 771.

[2]) *Sigel*, Allg. Ztschr. f. Psych. LXII S. 325.

[3]) *Petrén*, Über Spätheilung von Psychosen; eine monographische Studie. Stockholm. In.-Diss.

In der differentialdiagnostischen Auffassung, wie in der Beurteilung der Genesung nimmt dieser Autor einen anderen Standpunkt ein, als ich dies getan hatte. Ohne hier auf die früher veröffentlichten Fälle und ihre diagnostische Bezeichnung zurückkommen zu wollen, möchte ich nur nochmals die Wichtigkeit auch der nicht ganz einwandfreien Wiederherstellungen betonen und dem anfügen, daß man meines Erachtens an die Krankheiteinsicht nicht immer allzu strenge Anforderungen stellen darf. Gibt es doch Fälle, in denen die Unvollständigkeit der Erinnerungen an die Vorgänge während der Krankheit die Gewinnung vollkommener Einsicht erschwert, andere, in denen die Rekonvaleszenten glauben, durch nichts besser ihre Genesung zu zeigen, als wenn sie von allen Gedankengängen während der Krankheit nichts mehr wissen wollen, wie endlich gewisse Naturen, die unter der Herrschaft einer von ihrer Krankheit unabhängigen Voreingenommenheit ihr eigenes Verhalten viel lieber in der gezwungensten Weise aus allerlei äußeren Umständen ableiten, als aus inneren und krankhaften Vorgängen. Bewähren sich trotzdem Personen nach schwerer und langdauernder Geisteskrankheit in keineswegs einfachen Lebensstellungen über Jahr und Tag, so haben wir das Recht und die Pflicht, ihnen die Anerkennung ihrer Genesung nicht vorzuenthalten, wenn auch zu wünschen gewesen wäre, daß sie sich den Anforderungen der psychiatrischen Wissenschaft gegenüber noch etwas gefügiger gezeigt hätten. — Bis zu einem gewissen Grade gilt dies auch von den drei weiteren Fällen von Spätgenesung, die hier folgen.

1. N. N., geboren 1863. Von mütterlicher Seite indirekt belastet. Als Kind zart, gute geistige Entwicklung, wegen Kurzsichtigkeit militärfrei. Akademisches Studium von gutem Erfolge begleitet; strebsamer, tüchtiger Beamter, seit 1895 in selbständiger Stellung. Heiratet 1891, drei gesunde Kinder. In dem sehr geschäftsreichen Amt bald überarbeitet. Migräneanfälle, an denen er schon als Student gelitten, häufen sich von 1895 an. Vor Ostern 1898 aufgeregtes Wesen mit gehobenem Selbstbewußtsein; von Ostermontag an deprimiert; sucht dies seiner Umgebung zu verbergen, besorgt sein Amt weiter, wenn auch mit subjektiver Erschwerung und bei zeitweise recht gereizter Stimmung. Von Juni 1898 wird der Schlaf sehr mangelhaft, weitere Tätigkeit unmöglich. Ein Urlaub bringt nur unvollständige Erholung; ist nach Wiederaufnahme des Amts mit seinen objektiv einwandfreien Arbeiten selbst stets unzufrieden. Seit Ende Oktober vollständig melancholisch. Aufenthalt bei einem verwandten Arzte. Nach 3½ Monaten entschiedene Besserung, so daß er

nach einem weiteren Erholungsaufenthalt am 1. V. 1899 ins Amt zurückkehrt. Erweist sich dabei bald als ungenügend erholt, so daß er im November 1899 wieder aussetzen muß. Die anfängliche Besserung des Befindens kehrt sich nach einem Anfalle von Influenza bald zu wesentlicher Verschlimmerung, so daß er am 7. VI. 1900 selbst in die Anstaltsaufnahme willigt. Bietet hier bei blassem Aussehen, aber gutem Ernährungszustand vorzugsweise neurasthenische Erscheinungen: Kopfdruck, Schlaflosigkeit, Empfindlichkeit gegen Geräusche, mäßig gedrückt, mutlose Stimmung, allgemeine Mattigkeit. — Mit Dormiol etwas besserer Schlaf, anscheinend freier; macht Spaziergänge außerhalb der Anstalt mit anderen Patienten. Auf einem solchen entspringt er am 6. VII. seinem Begleiter. Wird vergeblich gesucht. In der Frühe des folgenden Tages findet er sich in befreundetem Hause ein mit Schnitt- und Stichwunden am Halse, den Handgelenken und in der Herzgegend, die er sich im Walde selbst beigebracht hatte. Wachabteilung. Bereut den Suizidversuch; schwere Selbstvorwürfe. Gute Wundheilung. Ende Juli schwere Angstzustände mit beunruhigenden Gehörshalluzinationen; zunehmend ungenügendere Nahrungsaufnahme. Obstipation. Hypochondrische Wahnvorstellungen: es gehe nichts mehr durch seinen Körper hindurch. L. facialis stärker innerviert als der rechte, langsame, leise Sprache. — Dieser Zustand bleibt fast zwei Jahre lang unverändert; allgemeiner Ernährungszustand dürftig, blasses Aussehen, zunehmende Arteriosklerose, gebückte, schlaffe Haltung, verharrt stundenlang in denselben Stellungen. Einförmige Klagen besonders hypochondrischen Inhalts, zeitweise auch über Heimweh. Sonst ganz apathisch. Bettbehandlung bringt keine Besserung. Im März 1902 veranlaßt eine nachweisbare Gastrektasie Magenspülungen. Auch nach Besserung dieser Affektion psychisch unverändert, Ernährung kaum gebessert. Erst von Juli 1902 an erscheint er etwas weniger gedrückt, liest er wieder Zeitungen, gibt er etwas bereitwilliger Antwort; bald bessert sich auch das Aussehen. Wird überrascht über der Anfertigung einer kleinen Zeichnung. Kann im September von der Wachabteilung weggenommen werden. Wird im Verkehr mit der neuen Umgebung bald lebhafter, gewinnt die früheren Interessen zurück, erholt sich körperlich und erlangt Krankheiteinsicht. Im November und Dezember leichte hypomanische Erregung, fährt noch im Mondschein Schlittschuh, wird vielgeschäftig und pfeift, kann aber am 22. XII. 1902 als genesen entlassen werden. — Nachdem er sich zu Hause noch weiter erholt hatte, seit Juli 1903 zunächst als Hilfsarbeiter verwendet. Hat im Laufe des nächsten Jahres, besonders bei stärkerem Geschäftsandrang, noch mit Stimmungsschwankungen zu kämpfen, die aber bei wohlwollender Rücksichtnahme der Behörde überwunden werden. Im Jahre 1906 wird er wieder mit einem selbständigen Amte wie früher betraut, das er seither zur vollen Zufriedenheit besorgt. Von einer gelegentlichen Animosität gegen die Anstalt scheint er indessen nicht ganz frei geworden zu sein.

Es liegt also eine Erkrankung vor, die auf endogener Veranlagung beruht, durch geistige Überanstrengung aber zum Ausbruch gekommen ist. Nach dreijährigen nervösen Beschwerden setzt mit kurzem hypomanischem Vorläufer um Ostern 1898 ein neurasthenischer Depressionszustand ein, der im Oktober zur ausgesprochenen Melancholie wird. Von Frühjahr bis Herbst 1899 Remission, dann erneute Depression, die im Sommer 1900 zu vollem Ausbruch kommt und nach mißglücktem Selbstmordversuch in äußerst schwere hypochondrische Melancholie übergeht unter Begleiterscheinungen, die an Katatonie erinnern und Ausgang in Verblödung befürchten lassen müssen. Fast zwei Jahre lang bleibt dieser Zustand stationär. Dann allmähliche Besserung und Wiederherstellung zur früheren beruflichen Leistungfähigkeit, nachdem nochmals ein leicht hypomanisches Stadium durchgemacht worden war. Krankheitseinsicht ist erlangt worden, aber keine Anhänglichkeit an die Anstalt. Nichtsdestoweniger darf von Genesung gesprochen werden. Die Krankheitsdauer kann je nach Bewertung der Remission im Jahr 1899 zu drei oder zu vier Jahren gerechnet werden. — Diagnostisch ist der Fall bei der Melancholie einzureihen oder wenn man dies vorzieht, beim „M nisch-depressiven Irresein". Den Rahmen der Neurasthenie hatte er jedenfalls überschritten.

2. N., geb. 1857 in Indien als Sohn eines deutschen Missionars; in Deutschland aufgewachsen. Keine Heredität. Kräftig entwickelt und gut veranlagt. Tüchtiger Rechtsanwalt. In der Lebensweise zu schroffen Wechseln, aber nicht zu Exzessen geneigt; verheiratet, acht gesunde Kinder. Großer Naturfreund; den Ärzten stets abgeneigt.

Im September 1901 unerwartet außergewöhnliche und verantwortungvolle Berufsarbeit, die zu viel Reisen nötigt. Fühlt sich auf einer solchen Reise der Sache plötzlich „entrückt"; überträgt sie einem anderen, um sich zu erholen. Erscheint diesem, wie der eigenen Ehefrau sofort krank. Überschätzt die eigenen Vermögensverhältnisse, fährt 1. Kl.; nimmt im Hotel 3 Stunden lang ein „mystisch-elektrisches" Bad. Depeschiert an den König, trinkt ziemlich viel Wein. Läßt sich schließlich bestimmen, mit der Frau einen Landaufenthalt aufzusuchen; setzt dort zahlreiche Telegramme auf und geht ohne Hut nach der nächsten Stadt. Wegen der rasch zunehmenden Erregung am 28. IX. Aufnahme in Schussenried. Hier zunächst heiter erregt, sehr ruhelos, völlig verwirrt: spricht nur in abgerissenen, zusammenhanglosen Silben und Worten, verweigert die Nahrung, duldet keine Kleider, gewalttätig, spuckt um sich. Nach einigen Tagen klarer; „froh, wieder auf der Erde zu sein". Bald vorwiegend gereizt; Speisen und Bäder sind vergiftet; ignoriert die Ärzte, „magnetisiert“ andre Pfleglinge. Dann äußerlich ruhiger, aber einsichtlos. Beschwerdeschrift an das Ministerium über widerrechtliche Freiheitsberaubung, beantragt seine Entmündigung, um gerichtliches Einschreiten zu bewirken. Beim Besuche der Frau am 31. X. gute Selbstbeherrschung, verlangt seine Entlassung und setzt diese durch, nachdem er teilweise Krankheitseinsicht geäußert, aber seinen Rechtsstandpunkt gewahrt und sich weitere Schritte gegen die Ehefrau vorbehalten hatte. — Reist mit der Frau nach M., wobei er sie als Geisteskranke so „behandelt“, daß sie unterwegs erschöpft zurückbleiben muß, während er nach Hause reist, mißtrauisch alles nach rechtswidrigen Eingriffen durchsucht und gegen die Schwiegermutter eine so drohende Haltung einnimmt, daß polizeiliche Hilfe in Anspruch genommen und er am 15. XI. in die Tübinger psychiatrische Klinik gebracht werden muß. Dort starke, bald mehr heitere, bald mehr gereizte Erregung, besonders über die Ärzte erbost, wiederholte, formell ziemlich geordnete Beschwerdeschriften. Am 30. IV. 1902 Überlieferung nach Winnental. Verwahrt sich sofort gegen die Unterstellung unter den inzwischen von Schussenried hierher übergesiedelten Direktor und bleibt gegen diesen völlig abweisend, während er mit einem ihm noch fremden Arzte der Anstalt freundlich verkehrt. — Anhaltende Erregung, die nur im Grade wechselt. Beständiger Bewegungs- und Rededrang teilweise in lautem, kaum artikuliertem Aufschreien, bei Nacht mit Vorliebe in „Bauchrednerkunststücken“, in denen er Abwesende und Verstorbene reden läßt. Beschäftigt sich in „mystisch-asketischen“ Übungen mit religiösen Fragen, will das Christentum mit den indischen Religionen in Einklang bringen. An ruhigeren Tagen des Eingreifens der Gerichte gewärtig, da er nie geisteskrank, sondern nur zeitweise in begreiflicher Erregung gewesen sei. Außer gegen die Ärzte besonders auch gegen die Ehefrau aufgebracht, die ihm nur noch die „Mutter seiner Kinder“ und „Gegenpartei“ ist. Wenig Interesse für die Außenwelt; seinen sonstigen Gewohnheiten entgegen viel Verlangen nach Tabak. Auf sein Verlangen wird ein Entmündigungsverfahren eingeleitet mit Vernehmung am 18. VIII., wobei er sich ziemlich korrekt zu verhalten vermag. Zeiten etwas ruhigeren Verhaltens werden immer wieder unterbrochen durch mehrtägige Erregungszustände, in denen er allerlei Erinnerungen phantastisch ausbaut und mit seinen Größenideen durchflicht; singt sinnlose Silbenzusammenstellungen mit eigener Melodie.

Dieser Zustand erhält sich wesentlich unverändert über Jahr und Tag, wobei im Laufe des Jahres 1903 das Körpergewicht beträchtlich steigt. Läßt die Erregung nach, so tritt eine demonstrative Gleichgültigkeit in den Vordergrund; nachdem seine Sache einmal gerichtlich anhängig geworden, werde er schon zu seinem Rechte kommen; der zu gewärtigende Schadenersatz verspreche reichliche Entschädigung für den Ausfall an Einnahmen; je länger die Sache sich hinziehe, desto günstiger für ihn.

Wird nachlässiger in seinem Äußeren; die lauten Selbstgespräche gehen mehr und mehr in geräuschvolles Brummen und Grunzen über. Während er bisher den Gartenausgang nie mißbraucht hatte, entweicht er am 6. VI. 1904 nach St., wo er in seinem saloppen Anzug sofort erkannt und zurückgebracht wird. Reist am 12. VII. mit einem Wärter zum gerichtlichen Termin, wo er seine Sache formell korrekt führt, während er unterwegs die Leute öfters durch sein Brummen erschreckt. In der Folge wieder mehr ablehnendes Verhalten. Erhebt gerichtliche Klage gegen die Ehefrau, worauf vom Gericht anderweitige Beobachtung angeordnet wird. Deshalb mehrere Wochen in E. Nach seiner Rückkehr von dort 1905 auf die Abteilung für gesellschaftfähige Kranke (die er bisher abgelehnt hatte) verbracht, etwas zugänglicher als seither, will geduldig das Gutachten abwarten, das sicher zu seinen Gunsten lauten werde; fährt mit „Bauchrednereien" fort, bleibt fast ganz untätig meist auf seinem Zimmer. Einen Besuch seiner Frau lehnt er schroff ab (Juli 05). Im Herbst etwas freundlicher, genießt jetzt auch mehr Bewegungsfreiheit. Will nur noch durch das Gericht befreit werden; entsprechend schroffes Verhalten gegen einen Kollegen, der ihm Hilfe anbietet (Oktober 1906). Bleibt ganz auf dem Standpunkt, gegen die angebliche Geisteskrankheit zu protestieren, bewegt sich dabei vollkommen frei, befindet sich körperlich wohl; für Besuche der Söhne zugänglicher; verkehrt viel mit den Mitkranken. Gegen die Frau immer gleich schroff; doch schreibt er ihr wenigstens ab und zu. Gegen den Anstaltsdirektor formell korrekter, doch grundsätzlich ablehnend gegen sein Urteil. Von Herbst 1907 an wird ein manierierter Stil mit besonderer Orthographie auffällig, was sich während der folgenden Monate in gehäuften sinnlosen Zuschriften mit allerlei verworrenen Größenideen an den Sohn immer mehr vordrängt. Derlei gesuchte Schreibkunststücke dauern bis in den Sommer 1908 fort, während sich die Bauchrednereien verlieren. Im August 1908 mehrere Wochen zu Besuch bei einem Verwandten in der Nähe. Dort nimmt er auch den Besuch der Frau an. Im September 1908 versuchweise nach Hause beurlaubt.

War nun zunächst einige Monate bei einem befreundeten Kollegen tätig, wobei sich das Familienleben leidlich gestaltete. Im Februar 1909 erhielt er eine Stellung angeboten, die seinem Wunsche, sich möglichst aus der Öffentlichkeit zurückzuziehen, entsprach. Er hat sich nun auch mit der Anstaltsleitung in brieflichen Verkehr darüber gesetzt, ob im Hinblick auf seine Erkrankung Bedenken gegen diese Stellung zu erheben seien, und dankbar hat er über das zu diesem Zwecke ausgestellte ärztliche Zeugnis bescheinigt. Seit drei Jahren versieht er seine neue Stelle zur vollen Zufriedenheit, und auch das Familienleben hat sich wieder wie früher gestaltet.

Es liegt also vor: eine ganz akut aus geistiger Überanstrengung bei einem nicht Belasteten entstandene Psychose, die erst als akute

Verwirrtheit auftritt, weiterhin als schwere Manie verläuft. Dabei flechten sich ausgesprochene paranoide Züge ein, die schließlich einen so manierierten Charakter annehmen, wie man ihn sonst nur bei Verblödungsprozessen zu finden pflegt. Trotzdem kommt es nach siebenjähriger ununterbrochener Dauer der Krankheit, die nur in ihrer Heftigkeit schwankt, zu weitgehender Besserung, und wenn jetzt seit drei Jahren nicht nur volle Leistungsfähigkeit in neu gewonnener Lebensstellung, sondern auch die Wiederherstellung des so gründlich gestörten Familienlebens wieder erreicht worden ist, so wird man auch hier eine Genesung anzunehmen haben, selbst wenn die Krankheit einsicht noch etwas verklausuliert geblieben sein mag, wie den Briefen vom Februar 1909 immerhin zu entnehmen ist. Diagnostisch kann der Fall wohl nur bei der Manie eingereiht werden, wenn auch deren typisches Krankheitbild nach mehr als einer Richtung überschritten wird.

3. Frau Y, geb. 1860; stammt aus schwer belasteter Familie. War als Kind schwächlich, mit 14 Jahren Scharlach; in den Entwicklungsjahren viel Kopfschmerzen. Begabung mäßig; zu Mißtrauen und Zornmütigkeit stets geneigt. Im elterlichen Hause viel Mißgeschick. Heiratet 1888 einen verwitweten Beamten; verträgt sich schlecht mit dem Stiefsohn; vier eigene Kinder, wovon eines bald nach der Geburt gestorben ist. — Seit 1896 häufig verstimmt; im Jahr 1900 melancholische Depression mit Suizidgedanken ohne eigentliche Selbstvorwürfe, die nach ¼ Jahr wieder schwindet. Im Dezember 1901 labiler, vorwiegend reizbarer Stimmung, Beziehungswahn, einzelne Halluzinationen; im Januar 1902 verwirrt, am 30. I. Aufnahme in die Tübinger psychiatrische Klinik. Hier stark manisch erregt, ideenflüchtig; allerlei Personenverkennungen; vereinzelte Sinnestäuschungen (das Bad ist elektrisiert); starker Stimmungswechsel, bald liebenswürdig aufdringlich, bald abweisend und gereizt. Seit März steigernde motorische Unruhe, lärmend, aggressiv, unrein.

Am 30. V. 02 erfolgte die Überführung nach Winnental. Hier oberflächlich orientiert, stark gehobene Stimmung, ideenflüchtig, spricht Deutsch und Französisch durcheinander, tut vornehm herablassend und neigt zu Witzeleien. Große Neigung, sich in die Angelegenheiten anderer Kranker zu mischen; starker Bewegungsdrang, besonders auch bei Nacht, viel lautes Schreien. Neigung zu höhnischen, wie zu obszönen Redewendungen. Sehr reizbar und leicht tätlich. Trotz reichlicher Dauerbadbehandlung hat sich dieser Zustand mehr als 6 Jahre lang mit nur ganz geringen Schwankungen wesentlich unverändert erhalten, ist sie eine der schwierigsten Kranken der Anstalt geblieben. Überlaut und brutal gewalttätig war sie ebenso störend als gefährlich; wiederholt konnten bedenkliche

Unfälle nur eben noch verhütet werden. Gegen die Ihrigen blieb sie völlig ablehnend; der Ehemann wurde bei jedem Besuche mit den niedrigsten Beschimpfungen wieder fortgejagt; von irgendwelchen gemütlichen Beziehungen auch zu den Kindern war gar keine Rede mehr. Auch für jede sonstige Annäherung war sie völlig unzugänglich geblieben, während sie gelegentlich aus ihrer Erinnerung vollkommen Zutreffendes vorbringen konnte und in boshaften Bemerkungen aller Art nicht Unzutreffendes anzubringen verstand. Erst im Juli 1908 ist im Anschluß an einen heftigen Kolikanfall infolge eines Diätfehlers einige Beruhigung eingetreten, war sie wieder zu besserer Konzentration ihrer Aufmerksamkeit fähig. Von Herbst 1908 deutliche Besserung, beginnt zu arbeiten, wieder Interesse für die Ihrigen zu zeigen und bessere Manieren anzunehmen. Von Dezember an ganz ruhig und geordnet, aber noch leicht ermüdbar und dann auch zerfahren; knüpft aber die alten Beziehungen wieder an und weiß, als bei einer Spazierfahrt im März 1909 ein Zusammenstoß mit einem Auto erfolgt, wobei der Kutscher verunglückt, dieses sehr besonnen hinzunehmen. In der weiteren Rekonvaleszenz ab und zu gedrückte Stimmung. Am 13. September nach Hause entlassen mit durchaus befriedigender Krankheiteinsicht. Nicht so ganz leicht hat sie sich dort wieder eingelebt. Sohn und Töchter waren inzwischen erwachsen, die Hausfrauenpflichten waren von anderer Seite besorgt worden. Bis sie sich damit einigermaßen abgefunden und den veränderten Verhältnissen angepaßt hatte, ist noch mehr als ein Jahr vergangen. Seither kann sie als genesen gelten, ist sie nur etwas zurückhaltender als früher geblieben.

In diesem Falle ist es bei einer endogen veranlagten Person nach vorübergehendem Depressionszustand zu schwerer Manie gekommen, die nach nahezu siebenjähriger Dauer ihre Lösung gefunden hat, nicht ohne abermalige leichte Depression in ihrem Gefolge, ein Spiegelbild des ersten Falles. Trotz aller Schwere der Erscheinungen war die Möglichkeit eines günstigen Verlaufs stets aufrechterhalten geblieben. Mit der Gefahr späterer Wiedererkrankung muß natürlich gerechnet werden.

Allen drei Fällen gemeinsam ist die Herkunft der Kranken aus besseren Familien, in denen die Ansprüche an die Wiederherstellung nicht unerheblich sind. Ist die Probezeit dafür in den beiden letzten Fällen noch eine verhältnismäßig kurze, so beträgt sie doch zwei und drei, im ersten Falle über neun Jahre seit dem Austritt aus der Anstalt. Daß die Wiederanpassung an die Verhältnisse des bürgerlichen Lebens nicht ganz ohne Schwierigkeiten erfolgt ist, wird niemand befremden. Gelungen ist sie in allen Fällen, und haben wir darum auch von Genesungen zu sprechen, selbst wenn die Krankheitseinsicht den allerstrengsten Anforderungen nicht genügen sollte.

Alle drei Patienten waren noch in der Vollkraft der Jahre gestanden und hatten während dieser bemerkenswerte Leistungen aufzuweisen, deren Überspannung im zweiten Falle akut, im ersten und dritten allmählich zur Erkrankung geführt hatte; nur im 3. Falle war dafür erbliche Belastung in Betracht gekommen. Sowohl die depressiven Erscheinungen im ersten, wie die exaltativen in den beiden anderen sind als ungewöhnlich schwer zu bezeichnen. In allen drei Fällen hat es nicht an Anzeichen gefehlt, die für prognostisch ungünstig gelten. So im ersten Falle die schwere und anhaltende Apathie, im dritten die ungewöhnlich starke Verkehrung aller gemütlichen Empfindungen, während im zweiten mehrere äußerst bedenkliche Züge zusammentreffen: die nur teilweise aus der Berufsstellung abzuleitende hartnäckige Rechthaberei, die ausschweifenden Phantastereien, die stereotype Wiederholung sinnloser Gewohnheiten, die Manieriertheit und Zerfahrenheit der Geistesprodukte!

Trotzdem und trotz der ungewöhnlich langen, fast unveränderten Dauer der Krankheiterscheinungen war in allen Fällen die Möglichkeit einer günstigen Prognose stets aufrechterhalten worden; waren doch unzweideutige Anzeichen geistigen Zerfalls nicht nachweisbar gewesen; nicht unwichtige Seiten der geistigen Tätigkeit waren immer noch leidlich erhalten geblieben, scheinbar am meisten im ersten Falle. Der Ausbruch der Krankheit war jeweils unter Umständen und unter Erscheinungen erfolgt, welche ihren Wiederausgleich nicht ausschließen lassen durften. Diesen letzteren Gesichtspunkt möchte ich auch heute wieder erneut hervorheben im Gegensatz zu der Richtung in der Psychiatrie, durch welche den Endzuständen vorzugweise differentialdiagnostische Bedeutung beigelegt wird. Sie hat nur allzu leicht zur Folge, daß im Interesse der Diagnostik auf positive Zeichen des geistigen Zerfalls der Schwerpunkt bei der Untersuchung unserer Kranken gelegt wird, daß diese dann vorzeitig angenommen werden und daß darüber ungenügend berücksichtigt bleibt, worin die Krankheit wurzelt und was neben bedenklichen Anzeichen etwa noch verhältnismäßig gut erhalten ist. Nicht nur unser therapeutisches Verhalten hat an letzterem Punkte anzugreifen, sondern auch unsere Diagnostik und unsere Prognostik haben ihm eingehende Beachtung zu schenken. Auch dürfen die individuellen Züge des Einzelfalls nicht unterschätzt werden über den Bestrebungen der Systematik. Wird doch die letztere unvollkommen bleiben müssen, solange die anatomischen Vorgänge der Untersuchung am Lebenden noch so wenig zugänglich sind, solange wir auch über sichere Beziehungen der Veränderungen an der Leiche zu den Krankheitsursachen nicht verfügen.

Unbefangen durch irgendwelche Lehrmeinung haben wir unseren Kranken gegenüber zu bleiben. Mehr als irgendwelcher andere Zweig der Medizin hat es die Psychiatrie nicht so sehr mit Krankheiten zu tun, als mit erkrankten Personen. Ihre Geschicke haben wir im Auge zu behalten, und sind uns dabei weniger glänzende Erfolge beschieden als den Kollegen auf anderen Spezialgebieten, so wollen wir uns desto mehr freuen über die Wiederherstellungen, die nach so langer Zeit erst fast wider Erwarten noch erfolgen. Es dürften deren doch wohl mehr vorkommen, als es nach einer Literatur den Anschein haben mag, die sich nicht so gern mit Fällen befaßt, für die der endgültige Abschluß noch fehlt. Doch kann ich kaum glauben, daß anderen solche Beobachtungen, wie ich sie jetzt doch schon mehrfach mitzuteilen in der Lage gewesen bin, nicht in ähnlichem Maße zur Verfügung stehen sollten. Ihre praktische Wichtigkeit in sozialer Hinsicht sollte weniger damit zurückhalten lassen!

Die Behandlung psychopathisch minderwertiger Strafgefangener jetzt und nach dem Vorentwurf zu einem deutschen Strafgesetzbuch.

Von

Sanitätsrat Dr. **Staiger**, Hohenasperg.

Die erheblichen Änderungen, die der Vorentwurf zu einem neuen Strafgesetzbuch in der strafrechtlichen Behandlung der vermindert zurechnungfähigen Verbrecher bringt, mögen es gerechtfertigt erscheinen lassen, zu untersuchen, ob und wieweit diese Änderungen als Fortschritte und Verbesserungen anzusehen sind.

Bisher enthielt das Strafgesetzbuch, das den Begriff der verminderten Zurechnungfähigkeit nicht kannte, auch keinerlei Bestimmungen über die Behandlung psychopathisch minderwertiger Gefangener; es war daher Sache der einzelnen Justizverwaltungen, in ihrem Bereich dahingehende Verordnungen zu treffen.

Daß die Lösung dieser Frage ein dringendes Bedürfnis war und bleiben wird, erhellt am deutlichsten aus der Tatsache, daß nach Ansicht aller derjenigen, die einen Einblick in diese Verhältnisse haben, die Zahl der psychopathisch minderwertigen Strafgefangenen eine außerordentlich hohe ist. So berechnet *Aschaffenburg* unter 200 Sittlichkeitsverbrechern die Zahl der Degenerierten auf 75%, *Bonhöffer* hat unter den Bettlern und Vagabunden ebenfalls 75% Minderwertige gefunden, ebenso *Leppmann* unter den Sittlichkeitsverbrechern des Zuchthauses. Gewiß variieren diese Zahlen je nach der Kategorie, dem Alter usf. der Verbrecher; man wird sich aber keiner Übertreibung schuldig machen, wenn man sagt, die geistig Minderwertigen sind in den Strafanstalten nicht die Ausnahme; geht doch *Pollitz*, der als Psychiater und Strafanstaltsvorstand zur Beurteilung dieser Frage gewiß besonders zuständig ist, so weit, zu erklären, daß der geistig Minderwertige bei sorgfältiger Analyse zum mindesten die Mehrheit des Strafanstaltbestandes bilden wird.

Was sind Degenerierte?

Es ist nicht der Zweck dieser Zeilen, eine Schilderung der psychopathischen Degeneration zu geben; auch scheint es zweifelhaft, ob bei dem fließenden Übergang zwischen gesund und minderwertig und zwischen minderwertig und geisteskrank eine scharfe Definition überhaupt möglich ist. Immerhin kann die Definition *Kochs*, des ehemaligen Direktors von Zwiefalten, des Begründers der wissenschaftlichen Lehre der psychopathischen Minderwertigkeit und ihres besten Kenners, auch heute noch Anspruch auf allgemeine Zustimmung erheben. *Koch* faßt unter dem Ausdruck psychopathische Minderwertigkeiten „alle sei es angeborenen, sei es erworbenen, den Menschen in seinem Personenleben beeinflussenden psychischen Regelwidrigkeiten zusammen, welche auch in schlimmen Fällen doch keine Geisteskrankheiten darstellen, welche aber die damit beschwerten Personen auch im günstigsten Falle nicht als im Vollbesitze geistiger Normalität und Leistungfähigkeit erscheinen lassen".

Die psychopathisch Minderwertigen sind die große Gruppe von Menschen, die das weite Gebiet zwischen geistiger Gesundheit und Geisteskrankheit ausfüllen, und wie das geistige Leben von unendlicher Mannigfaltigkeit ist, so sind die Abweichungen von der Norm unendliche. Wir können Abweichungen nach der quantitativen und solche nach der qualitativen Seite hin unterscheiden, es gibt Störungen mehr auf dem Gebiete des Intellekts und solche mehr auf dem Gebiete des Empfindens und Wollens. Charakteristisch aber für den Minderwertigen ist die abnorme Reaktion auf die Reize des Lebens; und diese abnorme Reaktion ist letzten Endes das wichtigste Kriterium für die Intensität und die Bedeutung der pathologischen Abweichung.

Es liegt nun nahe, auf Grund der oben angeführten sehr großen Zahl der Minderwertigen im Strafvollzug anzunehmen, daß diese in den Strafanstalten nur sehr schwer unterzubringen seien, daß ihre Behandlung, zumal soweit sie hie und da ein Abgehen von der straffen Hausordnung notwendig macht, zu weitgehenden Schwierigkeiten führe, und daß der vielfach gehörte Ruf nach „Sonderanstalten für Minderwertige" wohl begründet sei. Von all dem ist nach unseren Erfahrungen keine Rede. Nicht als ob die Minderwertigen keine Schwierigkeiten machen würden, aber diese sind nicht unüberwindlich. Voraussetzung zur Überwindung der Schwierigkeiten ist das Erkennen der Minderwertigen, ihre zweckmäßige Unterbringung und Behandlung.

Das Erkennen der Minderwertigen ist Sache des Arztes, der über die notwendigen psychiatrischen Kenntnisse verfügen muß. Weiterhin ist erforderlich, daß auch die Oberbeamten mit dem Wesen der geistigen Anomalien hinreichend vertraut sind. Gewiß sind Minderwertige — sofern sie nicht schon im gerichtlichen Verfahren einer psychiatrischen Beobachtung unterworfen waren und dort als Minderwertige erkannt und bezeichnet worden sind — nicht sofort und ohne weiteres — auch vom Arzte nicht — zu erkennen. Doch läßt sich aus dem verständnisvollen Zusammenarbeiten von Vorstand, Arzt, Geistlichem und Lehrer, aus hinreichender Anamnese und genauer Untersuchung, aus guten Beobachtungen des Personals über Arbeitfähigkeit, Verhalten bei der Arbeit, Benehmen den Mitgefangenen gegenüber, aus Disziplinarstrafen, Verhalten im Arrest und dergleichen mehr unschwer ein Bild der geistigen Verfassung des Gefangenen gewinnen. Schließlich muß — und davon wird hier reichlich Gebrauch gemacht — die Beobachtung auffallender Gefangener in der Irrenabteilung tunlichst leicht gemacht werden. Unter diesen Voraussetzungen ist die Erkennung der minderwertigen Gefangenen nicht allzu schwierig. Ihr weiteres Verhalten hängt fernerhin von der richtigen Behandlung und ebensosehr von der richtigen Unterbringung in der Strafanstalt ab. Letzteres hat sich uns mehr und mehr als Kardinalpunkt in der Behandlung der Minderwertigen erwiesen. Es gibt kein Schema, das für alle paßt. Eine individualisierende Behandlung verträgt sich sehr wohl mit dem Strafvollzug, sie ist eigentlich selbstverständlich überall da, wo wie in jeder großen Strafanstalt langzeitige und kurzzeitige, alte und junge, kräftige und weniger widerstandfähige Gefangene sich finden. Nachteile für den Strafvollzug haben sich uns daraus nicht ergeben. Daß auch gegen minderwertige Gefangene Disziplinarstrafen verhängt werden, ist selbstverständlich. Voraussetzung ist nur, daß der Gefangene als psychisch abnorm bekannt ist, daß der Arzt vor dem Vollzug der Strafe gehört wird, und daß einem etwaigen Bedenken des Arztes Rechnung getragen werden muß.

Die Übertragung des Disziplinarrechts und der Strafmilderung bei Minderwertigen an den Arzt, wie dies *Aschaffenburg* verlangt, scheint uns undurchführbar. Es würde dadurch ein unheilvoller, zu Reibungen und Differenzen schlimmster Art Anlaß gebender Dualismus in den Betrieb der Anstalt eingeführt werden. Dazu kommt, daß der Arzt, da die Minderwertigen in der Strafanstalt wohl die Mehrzahl sind, auch die Mehrzahl der Disziplinarfälle zu entscheiden hätte. Wer hätte, wenn ein Gefangener sich etwas zuschulden kommen läßt, zu bestimmen, ob der zu Bessernde dem Direktor oder dem Arzt zuzuführen ist? Schließlich liegt m. E. der Vorschlag *Aschaffenburgs* auch gar nicht im Interesse des Arztes, seiner Stellung und Tätigkeit.

Was die vielbesprochene Frage der Einzelhaft anlangt, so wäre es falsch, anzunehmen, daß Minderwertige grundsätzlich davon auszuschließen seien. Wir haben im Gegenteil die Erfahrung gemacht, daß gerade schwer zu behandelnde Degenerierte, solche mit epileptoider Reizbarkeit und Empfindlichkeit sich in Einzelhaft viel besser gehalten und sich dort auch wohler gefühlt haben, als in Gemeinschaftshaft, wo die strenge Beaufsichtigung, die Reibung mit und an anderen Gefangenen immer wieder zu hausordnungwidrigem Verhalten Anlaß gegeben haben. Daß Degenerierte mit ungünstigem Einfluß auf andere, Hetzer, Aufwiegler, Ausbruchverdächtige um der Ordnung der Anstalt willen isoliert werden und isoliert werden müssen, bedarf wohl keiner besonderen Begründung. Die Mehrzahl der Minderwertigen eignet sich indes nicht für die Einzelhaft; insbesondere nicht Nervöse, Neurastheniker mit Angstgefühlen, Hypochonder, Leute mit Schlaflosigkeit, ebensowenig naturgemäß Gefangene mit zahlreichen und schweren epileptischen Krampfanfällen. Alle diese müssen in Gemeinschaftshaft untergebracht werden. Sie hier zweckmäßig und ihrer besonderen Art entsprechend unterzubringen, gehört zu den wichtigsten Aufgaben eines rationellen Strafvollzugs. — Der Betrieb einer großen und gut eingerichteten Strafanstalt bietet eine solche Fülle von Möglichkeiten, die Minderwertigen zweckmäßig unterzubringen, daß es in der Regel nicht allzu schwer fällt, einen Platz ausfindig zu machen, wo solche Gefangene ihren Fähigkeiten und auch ihrer geistigen Besonderheit entsprechend beschäftigt werden. Eine große Strafanstalt verfügt in ihrem Betriebe über leichte und schwere

Arbeitmöglichkeiten, vom Dütenkleben der Buchbinderei, Flechterei an bis zu Schreinerei, Schuhmacherei, Flaschnerei, Schlosserei usf. Viele Minderwertige, insbesondere Neurastheniker eignen sich mehr für häusliche Arbeiten, in Küche, Bäckerei, Wäscherei, Gärtnerei, andere werden zweckmäßig in der Außenarbeit beschäftigt.

Weiterhin besitzt das Zuchthaus Ludwigsburg in der Filialstrafanstalt Hohenasperg eine Abteilung für sozial weniger gefährliche, speziell erstmals mit Zuchthaus bestrafte Gefangene. Auch diese Abteilung verfügt über verschiedene Werkstättenbetriebe, ebenso auch über Außenarbeit im Garten, Weinberg, Steinbruch und in der Landwirtschaft. Für Unterbringung in der Filialstrafanstalt — in der nebenbei bemerkt auch die Abteilungen für tuberkulöse Gefangene sämtlicher Strafanstalten sich finden — eignen sich insbesondere solche minderwertige Gefangene, bei denen aus gesundheitlichen Gründen mehr Aufenthalt in frischer, staubfreier Luft angezeigt ist. Auf einer dieser zahlreichen Abteilungen, sei es in Ludwigsburg oder auf Hohenasperg, sei es in Einzelhaft oder in Gemeinschaftshaft, findet sich für die Mehrzahl der Minderwertigen immer ein Platz, an dem sie zweckmäßig untergebracht werden können. Der größere Teil der Minderwertigen kann, das ist unsere Erfahrung, im geordneten Strafvollzug mitgeführt werden, ohne diesen zu stören und ohne andererseits Schaden zu nehmen. Für sehr viele ist der Ernst des Strafvollzugs, die Unterwerfung unter die Anstaltordnung, das Angehaltensein zu regelmäßiger strenger Arbeit, zu Gehorsam und Selbstbeherrschung von erzieherischem Wert.

Nun gibt es aber, darüber ist kein Zweifel, unter den Minderwertigen eine große Anzahl von Gefangenen, die nicht im geordneten Strafvollzug mitgeführt werden können; sie finden sich insbesondere unter den Nervösen, Neurasthenikern, Hypochondern, manchen Senilen, insbesondere Epileptikern mit zahlreichen Anfällen und speziell Rekonvaleszenten der Irrenabteilung, kurz bei solchen geistig minderwertigen Gefangenen, denen der volle Strafvollzug allzu beschwerlich ist und zu einer Steigerung ihrer Beschwerden führt. Für solche Gefangene besteht seit dem Jahre 1888 auf dem Hohenasperg eine Invalidenabteilung, die bestimmunggemäß dazu dient, solche Gefangenen aufzunehmen, denen gegenüber „wegen durch Alter oder körperliche Gebrechen herbeigeführter Arbeitunfähigkeit, wegen geistiger Schwäche oder sonstiger geistiger Defekte eine den Grundsätzen der Hausordnung entsprechende Behandlung nicht durchführbar erscheint, mit Ausschluß der Geisteskranken". Zunächst sind der Invalidenstrafanstalt im wesentlichen körperlich gebrechliche Gefangene zugeführt worden. Bald aber diente sie weiterhin zur Aufnahme der Epileptiker sämtlicher Strafanstalten und allmählich, zumal seit Errichtung der Irrenabteilung, nimmt sie mehr und mehr psychopathische Minderwertige, Senile und Rekonvaleszenten nach überstandener geistiger Erkrankung auf. Eine auf 26. März d. Js. gemachte Zusammenstellung der Insassen der Invalidenstrafanstalt ergab unter einem Bestand von 80 Gefangenen:

Epileptiker	11
Nach abgelaufener Geisteskrankheit aus der Irrenabteilung entlassen	10
Früher in Irrenanstalten gewesen	5
An organ. und funkt. Gehirnkrankheiten leidend	5
Zusammen:	31

Fast zwei Fünftel des Bestandes der Invalidenstrafanstalt fällt somit unter den Begriff der psychopathischen Minderwertigkeit im engeren Sinne, ohne daß die zahlreichen Senilen — jenseits des 70. Lebensjahres, bei denen die körperliche Gebrechlichkeit im Vordergrund steht, mitgerechnet worden sind. Diese 31 Gefangenen sind vorwiegend solche, die im ordentlichen Strafvollzug nicht oder nur mit Mühe und unter mehr oder weniger großen Schwierigkeiten hätten mitgeführt werden können. Die Vorteile der Invalidenstrafanstalt für die geistig minderwertigen Gefangenen beruhen in kürzerer Arbeit- und längerer Erholungszeit, Wegfall des Arbeitpensums und in häufigerem und in vielen Fällen regelmäßigem ärztlichem Besuch, der insbesondere dadurch erleichtert und gewährleistet wird, daß die Spitalabteilung für körperlich Kranke, die von dem auf Hohenasperg selbst wohnenden Arzt täglich mehrmals besucht wird, sich in der Invalidenstrafanstalt befindet und auf diese Weise ein häufiges Begehen der Invalidenabteilung und Besuchen ihrer Insassen durch den Arzt ermöglicht ist. Wenn die intern. krimin. Vereinigung auf ihrer Versammlung im Jahre 1905 den Beschluß gefaßt hat, daß Minderwertige im Strafvollzug mit Rücksicht auf diesen geistigen Zustand zu behandeln und unter besondere Aufsicht des Arztes zu stellen sind, so sind diese Forderungen m. E. bei uns insofern erfüllt, als dank dem Entgegenkomemn des Anstaltvorstandes alle wichtigen, die Behandlung und Disziplinierung der Minderwertigen dieser Abteilung betreffenden Fragen unter Würdigung ihrer geistigen Eigenart und im Benehmen mit dem Arzte entschieden werden. Irgendwelche Gegensätze haben sich hiebei noch n i e ergeben. Auf diese Weise ist die Behandlung der Minderwertigen in der Invalidenstrafanstalt ohne besondere Schwierigkeiten möglich. Daß erregte Epileptiker zuweilen Störungen machen, läßt sich naturgemäß nicht vollständig vermeiden. Immerhin kann — und das ist vom ärztlichen Standpunkt aus besonders dankbar anzuerkennen — ein nicht geringer Teil von hausordnungwidrigem Verhalten (besonders bei erregten Epileptikern) in der ärztlichen Sprechstunde erledigt werden durch Aufnahme ins Spital oder aber auch durch Antrag auf Versetzung in die Irrenabteilung. Der Betrieb verläuft zumeist glatt und ohne ernstere Störung, was um so bemerkenswerter ist, als die Invalidenstrafanstalt keine Isolierräume besitzt. In der Mehrzahl der Fälle ist es gelungen, kurzdauernde epileptische Erregungs- oder Verstimmungszustände an Ort und Stelle durch Bettbehandlung zu überwinden. In schwereren Fällen ist vorübergehende Aufnahme in die Irrenabteilung notwendig geworden, die dank den bestehenden Vorschriften und den hiesigen Verhältnissen in dringenden Fällen auf Grund telephonischer Anfrage bei der Direktion sofort vollzogen werden kann. Zwei Momente sind es, die uns in der Behandlung der Minderwertigen schwereren Grades und der Epileptiker besonders wertvoll scheinen; das ist einmal die nahe räumliche und organische Verbindung der Irrenabteilung mit der Invalidenstrafanstalt, die einen gegenseitigen Austausch der Gefangenen im Bedarfsfalle erleichtert, dann aber auch die Tatsache, daß die Invalidenstrafanstalt eben nicht nur geistig minderwertige Insassen enthält. Gerade die Anwesenheit zahlreicher körperlich gebrechlicher, siecher Gefangener erleichtert die Unterbringung geistig Minderwertiger. Sie finden unter den übrigen Gefangenen keinen geeigneten Resonanzboden für ihr Hetzen und Aufwiegeln. Eine Abteilung, die nur degenerierte und geistig minderwertige Gefangene beherbergen würde, müßte, darüber sind wohl alle einig, die auf diesem Gebiete Erfahrung haben, zu Mißständen allerschlimmster Art Anlaß geben. Das hat uns die Erfahrung in der hiesigen Irrenabteilung, wo wir in der ersten Zeit zahlreiche Degenerierte aufgenommen hatten, handgreiflich genug gelehrt. Gerade die in der Invalidenstrafanstalt mögliche Verdünnung des Materials der Degenerierten durch körperlich Gebrechliche und Sieche erleichtert deren Behandlung in hohem Grade. Immerhin soll nicht geleugnet werden, daß auch in der Invalidenstrafanstalt gelegentlich Fälle vorkommen, in denen — bei nicht geisteskranken Degenerierten und Epileptikern — feste Räume, insbesondere Einzelräume sich als wünschenswert erwiesen haben. Demzufolge ist in neuester Zeit von der Anstaltdirektion der Antrag auf Errichtung einer eigenen Abteilung gestellt worden, die in eigenem Gebäude, unmittelbar anschließend an die Invalidenstrafanstalt, im wesentlichen Epileptiker und solche Degenerierte beherbergen soll, die in der relativ freien Invalidenabteilung stören und andererseits für die Irrenabteilung noch nicht in Betracht kommen. Diese Abteilung — für 15—20 Gefangene berechnet — soll mit allem hiezu Nötigen, insbesondere mit einigen festen Einzelräumen ausgestattet sein. Nach Errichtung dieser Abteilung werden die drei auf Hohenasperg befindlichen Sonderabteilungen (Invalidenstrafanstalt, Epileptiker- und Degenerierten- und Irrenabteilung) imstande sein, alle diejenigen Minderwertigen und Degenerierten aufzunehmen, denen gegenüber ein modifizierter Strafvollzug angezeigt ist, und wir glauben nicht zu weit zu gehen, wenn wir hoffen, so allen Eventualitäten gewachsen zu sein.

So kann das Ergebnis vorstehender Ausführungen dahin zusammengefaßt werden, daß die Mehrzahl der geistig minderwertigen Gefangenen im geordneten Strafvollzug belassen werden kann, ohne diesen zu stören und ohne andererseits Schaden dadurch zu erleiden. Ein kleiner Teil benötigt insofern eine gewisse Berücksichtigung, als er der Unterbringung in Invalidenstrafanstalten und Epilektikeranstalten bedarf; ein sehr kleiner Prozentsatz kommt für die Irrenabteilung in Betracht. Ein Bedürfnis nach Sonderabteilungen für geistig minderwertige Gefangene, etwa mit der Bestimmung, alle oder auch nur den größten Teil der geistig Minderwertigen aufzunehmen, liegt nach unserem Ermessen und nach unserer Erfahrung nicht vor. Schwierigkeiten besonderer Art sind uns nicht erwachsen.

Diese entstehen in der Regel erst mit Schluß der Strafzeit, wenn die Degenerierten entlassen werden. Für den einmal kriminell gewordenen geistig Minderwertigen bringt der Aufenthalt in der Freiheit in der Mehrzahl der Fälle wieder neue Konflikte mit dem Strafgesetzbuch. Deshalb wird als ganz besonders unzweckmäßig der Umstand empfunden, daß die Strafzeit der Degenerierten und geistig Minderwertigen in der Regel viel zu kurz ist. Unser auf dem Boden der Vergeltung beruhendes Strafgesetz bestimmt die Strafe nach der Schuld; geringere Widerstandfähigkeit gegen verbrecherische Antriebe bedingt geringere Schuld, hat also auch geringere Strafe zur Folge. So kommt der Degenerierte fast immer mit kürzeren Strafen weg, und diese Strafen haben für manchen, da sie in der Invalidenstrafanstalt oder in der Irrenabteilung verbüßt, viel von ihrer Schärfe verloren; an der ihnen zuerkannten psychopathischen Minderwertigkeit tragen sie nicht schwer, sehen vielmehr hierin nur einen gewissen Freibrief zu weiteren strafbaren Handlungen. Nicht im Strafvollzug, sondern in der unzweckmäßigen kurzen Strafzumessung liegt die Hauptschwierigkeit in der Behandlung der geistig Minderwertigen. Man mag über die Vergeltungstrafe denken wie man will, daß sie den kriminellen vermindert Zurechnungfähigen gegenüber vollständig versagt und versagen muß, steht außer Zweifel. Sie läßt den Schutz der öffentlichen Sicherheit und Ordnung außer acht. Nicht mildere, sondern andere Strafe bzw. Behandlung der Minderwertigen ist angezeigt. Ihre abnorme geistige Verfassung, die sie zu verbrecherischen Handlungen geradezu verleitet, ist nach dem geltenden Recht ein Grund, sie kürzer zu bestrafen, m. a. W. sie bälder wieder zu verbrecherischem Tun hinauszulassen; während diese geistige Minderwertigkeit umgekehrt große Sicherheitsmaßregeln förmlich herausfordert.

Schutz der öffentlichen Sicherheit vor den kriminellen Degenerierten und ebenso vor den gewerb- und gewohnheitmäßigen Verbrechern, das ist es, was wir vom neuen Strafgesetzbuch erwarten.

Bringt uns der Vorentwurf zum neuen Strafgesetzbuch diesen erhofften Schutz?

Es war nicht anzunehmen, daß der Entwurf zum neuen Strafgesetzbuch den Vergeltungstandpunkt verlassen und sich ganz den neuen Strafrechtstheorien anschließen würde. Das hat er auch nicht getan. Er hat eben in Würdigung des Umstandes, daß den geistig minderwertigen Rechtbrechern gegenüber eine schärfere Betonung des Schutzes der öffentlichen Ordnung notwendig ist, für diese nach Ablauf der gegen sie erkannten Strafe eine Sicherheitsverwahrung vorgeschlagen.

Der Vorentwurf bringt in § 63 die Bestimmungen über die durch geistige Mängel bedingten Strafausschließungs- und Milderungsgründe. Er lautet:

§ 63. Nicht strafbar ist, wer zur Zeit der Handlung geisteskrank, blödsinnig oder bewußtlos war, so daß dadurch seine freie Willensbestimmung ausgeschlossen wurde.

War die freie Willensbestimmung durch einen der vorbezeichneten Zustände zwar nicht ausgeschlossen, jedoch in hohem Grade vermindert, so finden hinsichtlich der Bestrafung die Vorschriften über den Versuch (§ 76) Anwendung. Zustände selbstverschuldeter Trunkenheit sind hiervon ausgenommen.

Freiheitstrafen sind an den nach Abs. 2 Verurteilten unter Berücksichtigung ihres Geisteszustandes und, soweit dieser es erfordert, in besonderen, für sie ausschließlich bestimmten Anstalten oder Abteilungen zu vollstrecken.

§ 65. Wird jemand auf Grund des § 63 Abs. 1 freigesprochen oder außer Verfolgung gesetzt oder auf Grund des § 63 Abs. 2 zu einer milderen Strafe verurteilt, so hat das Gericht, wenn es die öffentliche Sicherheit erfordert, seine Verwahrung in einer öffentlichen Heil- oder Pflegeanstalt anzuordnen. War der Grund der Bewußtlosigkeit selbstverschuldete Trunkenheit, so finden auf den Freigesprochenen oder außer Verfolgung Gesetzten außerdem die Vorschriften des § 43 über die Unterbringung in einer Trinkerheilanstalt entsprechende Anwendung. Im Falle des § 63 Abs. 2 erfolgt die Verwahrung nach verbüßter Freiheitstrafe.

Auf Grund der gerichtlichen Entscheidung hat die Landespolizeibehörde für die Unterbringung zu sorgen. Sie bestimmt auch über die Dauer der Verwahrung und über die Entlassung. Gegen ihre Bestimmung ist gerichtliche Entscheidung zulässig.

Die erforderlichen Ausführungsvorschriften werden vom Bundesrate erlassen.

Diesem von der hiezu bestellten Sachverständigenkommission im Jahre 1909 ausgearbeiteten Vorentwurf ist inzwischen in neuester Zeit ein von der Strafrechtskommission bearbeiteter weiterer Entwurf gefolgt, der in seinen Grundzügen in der Juristenzeitung veröffentlicht ist. Auch er bringt für die wegen verminderter Zurechnungfähigkeit milder zu bestrafenden Rechtbrecher die nach erfolgter Strafe in einer öffentlichen Heil- oder Pflegeanstalt zu vollziehende Sicherheitsverwahrung. Auch er verlangt bei Vollstreckung von Freiheitstrafen gegen vermindert Zurechnungfähige Berücksichtigung ihres Geisteszustandes und, soweit dieser es erfordert, Unterbringung in besonderen Anstalten oder Abteilungen.

Es unterliegt keinem Zweifel, daß mit diesen Bestimmungen des Vorentwurfs ein bedeutsamer Schritt nach vorwärts geschehen ist in der rationellen Bekämpfung des Verbrechens.

Die Forderung nach Berücksichtigung des Geisteszustandes der vermindert Zurechnungfähigen beim Strafvollzug ist etwas Selbstverständliches und geschieht wohl jetzt auch schon in den meisten Strafanstalten. Zu begrüßen ist die gesetzliche Fixierung dieser Forderung, weil damit zugleich psychiatrisch vorgebildete Ärzte an allen Strafanstalten notwendig werden, denn nur dann läßt sich die Voraussetzung dieser gesetzlichen Bestimmung, nämlich Feststellung des Geisteszustandes der auf psychopathische Minderwertigkeit verdächtigen Gefangenen erfüllen.

Von größerer Bedeutung für die Allgemeinheit ist die neu aufgenommene Bestimmung, wonach kriminelle geistig Minderwertige, wenn es die öffentliche Sicherheit erfordert, nach Ablauf der gegen sie erkannten Strafe in einer öffentlichen Heil- oder Pflegeanstalt untergebracht werden sollen. In dieser Bestimmung dürfen wir einen Fortschritt von grundsätzlicher Bedeutung erblicken. Es wird damit im Prinzip gebrochen mit der bisherigen Anschauung, wonach die Tat als solche vergolten wird; in Zukunft wird bei der Strafe auch die verbrecherische Gesinnung, die soziale Gefährlichkeit des Verbrechers berücksichtigt. Damit wird einem längst als drückend empfundenen Mißstand, der kurzen Detinierung des kriminellen Minderwertigen, abgeholfen.

So sehr man aber an sich von dem Standpunkt der öffentlichen Sicherheit aus die Verwahrung der kriminellen Degenerierten auch über die Zeit der Strafe hinaus begrüßen muß, so schwere Bedenken erheben sich gegen die Bestimmung, daß diese Degenerierten in öffentlichen Heil- oder Pfleganstalten verwahrt werden müssen. Die Begründung zum Vorentwurf enthält nichts darüber, warum kriminelle Minderwertige nach Ablauf ihrer Strafzeit nun gerade in Heil- oder

Pfleganstalten verwahrt werden sollen. Alles spricht eigentlich dagegen, Verbrecher, von denen man weiß, daß sie — zwar vermindert zurechnungfähig — aber nicht geisteskrank sind, und die zu bestrafen das Gericht keinen Anstand genommen hat, nach Ablauf der Strafe nun in eine Anstalt für Geisteskranke einzureihen. Es ist eine Inkonsequenz, einen Verbrecher, den man für zurechnungfähig und für strafvollzugfähig hält, nach der Haft in eine Irrenanstalt zu sperren. In der Strafanstalt steht hinter den Gefangenen die straffe Disziplin und die Macht und der Wille des Vorstandes, ihn unter die Hausordnung zu beugen. Die Irrenanstalt verfügt über keinerlei Disziplinarmittel. Dazu kommt, daß die auf diesem Wege eingewiesenen Verbrecher nicht geisteskrank sind. Dem Irrenanstaltsvorstand sind aber, auch wenn er noch so sehr die Überzeugung hat, daß der Eingewiesene nicht geisteskrank und, wie die unmittelbar vorausgegangene Strafe dargetan hat, straffähig ist, doch die Hände gebunden: er muß einen Menschen, den er nicht für geisteskrank hält, behalten. Dazu kommt als weiterer empfindlicher Mißstand, daß solche Insassen erfahrunggemäß zum Teil zu den unangenehmen Patienten gehören, daß sie in die Irrenanstalt Gewohnheiten und Eigenschaften mitbringen, die in einer Irrenanstalt außerordentlich störend sind, und die vor allem nur sehr wenig wirksam und jedenfalls nur mit Mitteln bekämpft werden können, die nach den in der Psychiatrie allgemein gültigen Anschauungen in einer Irrenanstalt nicht verwandt werden (Arrest und andere Disziplinarmittel). Nur wenn diese degenerierten Verbrecher so untergebracht sind, wie in der Strafanstalt, nur dann wird man mit ihnen verhältnismäßig leicht fertig. In eine Irrenanstalt gehören und passen sie nicht. So hat auch der Deutsche Verein für Psychiatrie in seiner letzten Jahresversammlung in Stuttgart (April 1911) auf Grund eines Vortrags von *Cramer*-Göttingen über den Vorentwurf zu einem Deutschen Strafgesetzbuch sich dahin ausgesprochen, daß, soweit es sich bei den vermindert Zurechnungfähigen um Unterbringung in Anstalten handeln würde, Anstalten für Geisteskranke nicht in Frage kommen könnten. Die vom Vorentwurf vorgeschlagene Art der Verwahrung der geistig minderwertigen Kriminellen wird am einmütigen Widerstand der Irrenanstalten scheitern. Es bleiben als Art der Unterbringung dieser kriminellen Minderwertigen zwei Möglichkeiten: entweder ihre Verwahrung in Zentralanstalten oder ihre Belassung in den Strafanstalten bzw. in Adnexen der Strafanstalten.

Wer viel mit kriminellen Degenerierten zu tun hat, wird Zentralanstalten kaum das Wort reden. Die Anhäufung dieser Elemente gibt Anlaß — darüber ist man wohl einig — zu den größten Schwierigkeiten. Ein mehr oder weniger großer Teil der Degenerierten gehört zu den gewalttätigen, komplott- und fluchtbereiten Verbrechern. Die Sicherungshaft nach verbüßter Strafhaft wird von ihnen zweifellos als himmelschreiendes Unrecht angesehen, dem sie sich mit allen Mitteln werden zu entziehen versuchen. Ausbruchversuche werden an der Tagesordnung sein, so daß, obwohl diese Anstalten ein Zwischending zwischen Straf- und Irrenanstalten sein sollen, viel schärfere Sicherheitsmaßregeln notwendig sein werden, als in Strafanstalten, wo die Möglichkeit eines Milieuwechsels und damit eine individualisierende Behandlung weit eher gegeben ist, als in den Zentralanstalten, die ein im wesentlichen doch mehr gleichartiges Material beherbergen. An das Personal müßten sehr große Anforderungen gestellt werden, Anforderungen, denen es auf die Dauer nicht gewachsen sein dürfte. Wir haben hier bei der Ansammlung einer viel geringeren Zahl von Degenerierten in der Irrenabteilung so erhebliche Schwierigkeiten erwachsen sehen, daß wir uns nur durch Rückversetzung dieser Verbrecher, die nun einmal nicht in Irrenabteilungen passen, in die Strafanstalt helfen konnten.

So bleibt als einzige zweckmäßige Art der Unterbringung übrig: die Strafanstalt, bzw. ein der Strafanstalt angegliederter Adnex. In den Adnexen würden die mehr harmlosen und die nicht gefährlichen Degenerierten untergebracht werden, und es ließen sich für solche Abteilungen, in denen dem Strafanstaltsarzt besondere Befugnisse zu erteilen wären, ohne Schwierigkeiten Bestimmungen treffen, die zum Ausdruck bringen, daß es sich bei den Insassen nicht um Strafgefangene, sondern um verwahrungbedürftige Degenerierte handelt, Erleichterungen und Vergünstigungen, die geeignet wären, den Aufenthalt dort zu erleichtern. Gefährliche und ausbruchverdächtige Degenerierte müßten wie in der Strafanstalt untergebracht bleiben; ihre Versetzung in die Verwahrungsabteilung würde nur erfolgen bei tadelloser Führung und als Belohnung für Wohlverhalten. In der Belassung der Degenerierten in der Strafanstalt auch über die Dauer der angeordneten Verwahrung kann weder ein Unrecht noch eine besondere Härte erblickt werden. Einmal handelt es sich in der Mehrzahl der Fälle um Gewohnheitsverbrecher, die ohnehin sich in der Freiheit nur kurze Zeit halten und mit kurzen Unterbrechungen jeweils bald wieder der Strafanstalt zugeliefert werden; dann aber ist es nicht sowohl der Strafvollzug, als vielmehr die Freiheitsentziehung, die sie schwer empfinden, und diese ist in der Irrenanstalt, in der Zentralanstalt für Degenerierte und in der Strafanstalt die gleiche. Zudem würden die in der Strafanstalt verwahrten Degenerierten durch Wohlverhalten eine Versetzung in die Verwahrungsabteilung für Minderwertige erreichen können.

Diese Lösung der Verwahrungsfrage der vermindert zurechnungfähigen Verbrecher scheint uns die zweckmäßigste. In der Strafanstalt sind, das haben wir im ersten Teil unserer Darstellungen auszuführen versucht, die Degenerierten gut untergebracht, sie machen keine besonderen Schwierigkeiten und mit den schlimmen Elementen unter ihnen wird man hier am leichtesten fertig. Auf diese Weise, durch Verwahrung der geistig minderwertigen Verbrecher in der Strafanstalt, bzw. in einer der Strafanstalt angegliederten Abteilung, wird allen Seiten geholfen. Die Öffentlichkeit ist gesichert gegen diese Schädlinge, die Irrenanstalten sind befreit von Insassen, deren Anwesenheit sie — und das mit Recht — als störend und lästig empfinden, besondere Zentralanstalten sind überflüssig.

Wenn in der Begründung zum Vorentwurf die Ansicht vertreten ist, „daß die Verwahrung bloß gemindert Zurechnungfähiger, die zunächst ihre Strafe zu verbüßen haben, verhältnismäßig selten vorkommen wird, schon weil die Strafe dazwischen liegt, deren Wirkungen eine demnächstige Verwahrung oft erübrigen werden", so ist dies eine Anschauung, der wir uns nicht anzuschließen vermögen; wir hoffen vielmehr zuversichtlich, daß es recht viele sind, deren verbrecherischem Tun auf diese Weise ein Riegel vorgeschoben wird. Nun bringt der neueste von der Strafrechtskommission ausgearbeitete Vorentwurf nicht nur für die geistig Minderwertigen die Verwahrung, er ordnet auch für gewerb- oder gewohnheitmäßige Verbrecher nach erstandener Strafzeit eine Sicherheitshaft an. Degenerierte Verbrecher und gewerb- oder gewohnheitmäßige Verbrecher sind zwei Begriffe, die sich nicht ganz decken; aber gerade in den schweren Fällen werden sie es tun, und so ist zu hoffen, daß in all den Fällen, wo die geistige Minderwertigkeit nicht genügt, die Verwahrung anzuordnen, die Merkmale des Gewohnheitsverbrechers gegeben sind, so daß der Degenerierte auf diese Weise verwahrt werden kann.

Wenn so nach dem Willen des neuesten Vorentwurfs sowohl die geistig minderwertigen als auch die unverbesserlichen gewohnheitmäßigen Verbrecher auf lange Zeit in den Strafanstalten zurück- und von verbrecherischem Tun abgehalten werden, dann wird wieder ein bedeutsamer Schritt vorwärts getan sein in der Bekämpfung des Verbrechens, ein Schritt vorwärts auf dem Wege, den der VII. Internationale Kongreß für Kriminalanthropologie in Köln gewiesen hat, wo er den Antrag angenommen hat, „die unbestimmte Verurteilung, d. h. die Verurteilung zu einer Strafe, deren Dauer (die sich in den weitesten Grenzen ziehen ließe) von dem Anpassungsvermögen des Subjekts an die sozialen Vorschriften abhängig gemacht würde, zu empfehlen für diejenigen Verbrecher, deren Verbrechen im Prinzip auf einer mangelhaften Anpassung an die Gesellschaft beruhen.“

Wir begrüßen die vom Vorentwurf vorgeschlagene Verwahrung und Sicherungshaft der Degenerierten und Unverbesserlichen als bedeutsamen Fortschritt. Letzten Endes aber versprechen wir uns von der Strafe einen vollen Erfolg erst dann, wenn sie, losgelöst vom Vergeltungsgedanken, nichts anderes sein wird, als die Abwehrmaßregel der Allgemeinheit gegen Schädlinge am Volkskörper.

Psychiatrie und Fürsorgeerziehung in Württemberg.

Von

Oberarzt Dr. **Schott**, leit. Arzt der Heil- und Pflegeanstalt Stetten i. R.

Das psychiatrische Interesse an den Fürsorgezöglingen hat sich in den letzten Jahren in zunehmendem Maße betätigt und dank sorgfältiger und umfangreicher Untersuchungen viel Bedeutungvolles zutage gefördert. In Württemberg liegen die Verhältnisse für irrenärztliche Durchuntersuchung des gesamten Materials an Fürsorgezöglingen aus äußeren Gründen nicht günstig. Die Wichtigkeit und Vielseitigkeit der Beziehungen, welche zwischen den Fürsorgezöglingen einerseits, dem Gebiete der Irrenheilkunde andererseits bestehen, lassen es dringend wünschenswert erscheinen, daß in nicht zu ferner Zeit eine einheitliche Durchuntersuchung der gesamten Fürsorgezöglinge unserer 38 württembergischen Rettungsanstalten mit 656 männlichen und 386 weiblichen, also insgesamt 1042 Fürsorgezöglingen bewerkstelligt werden kann. Daß eine derartige umfassende Erhebung große Anforderungen an Zeit und Mühe stellt, bedarf keiner besonderen Ausführung, zumal bei der großen Zahl der Anstalten und ihrer Zerstreutheit über das ganze Land. Unsere größte Rettungsanstalt mit 206 Insassen, darunter 60 Fürsorgezöglingen, ausschließlich weiblichen Geschlechts ist Untermarchtal, dann folgt Heiligenbronn O.-A. Horb mit 131, darunter 15 Fürsorgezöglingen männlichen Geschlechts, dann Schelklingen mit 128 bzw. 96 und Schoenbühl mit 114 bzw. 113 Knaben. An letzterer Anstalt konnte ich unter liebenswürdiger Unterstützung und Beratung des Herrn Inspektors Fischer im Laufe des Jahres 1910 im ganzen 80 Zöglinge eingehender untersuchen. Ehe ich auf das Ergebnis meiner Untersuchungen übergehe, dürfte es sich empfehlen, einen kurzen Einblick in das Gesetz[1] über die Fürsorgeerziehung Minderjähriger in Württemberg vom 29. Dezember

1899 / 11. November 1905 zu geben. Die Fürsorgeerziehung (Zwangserziehung) ist der auf Staatskosten erfolgende Eingriff des Staats in das persönliche Elternrecht der Kindererziehung. Verfolgt wird dabei immer ein sozialer Zweck: Besserung oder Vorbeugung, zunächst zugunsten des Minderjährigen, in letzter Linie aber zum Schutze der Gesellschaft. Die Fürsorgeerziehung ist eine notwendige Ergänzung der Strafrechtpflege. Über den Erfolg der Fürsorgeerziehung in Württemberg liegen zurzeit noch keine abschließenden Aufstellungen vor. Die fortschreitende Abnahme der Zahl jugendlicher Gefangener in Württemberg läßt keinen Schluß darauf zu, ob das Fürsorgeerziehungsgesetz (F. E. G.) einen Rückgang der Kriminalität Jugendlicher herbeigeführt hat, da die seit 24. Februar 1896 in Württemberg eingeführte bedingte Begnadigung immer mehr zur Anwendung gelangt [2], Jugendlichen gegenüber sogar fast regelmäßig. Die Anwendung des F. E. G. bringt es ferner mit sich, daß fortwährend eine nicht geringe Anzahl verwahrloster Elemente sich in sicherer Hut befindet, also zu Straftaten fast gar keine Gelegenheit hat. Nach drei Anstaltberichten sind von etwa 60% die Ergebnisse als zufriedenstellend zu bezeichnen. Für Preußen liegt eine Statistik über das Nachleben aller früheren Fürsorgezöglinge, welche in der Zeit vom 1. April 1904 bis zum 31. März 1909 aus der Fürsorgeerziehung ausgeschieden sind, vor [4].

Es sind 9931 Zöglinge gewesen. Von diesen waren verstorben, geisteskrank, ausgewandert usw. 480 Zöglinge, nicht ermittelt wurden 984 männliche und 348 weibliche Zöglinge, so daß tatsächlich 8155 Zöglinge ermittelt worden sind. Über diese sind sehr genaue Erkundigungen eingezogen worden. Polizeiorgane wurden dabei nicht in Anspruch genommen. Nur die früheren Fürsorger, Anstaltvorsteher, Familienväter, Lehrmeister usw. wurden befragt. Etwaige gerichtliche Verurteilungen wurden durch Anfrage bei den Strafregisterbehörden festgestellt. Diese amtliche Statistik lehrt uns, daß die Erfolge der staatlichen Fürsorgeerziehung außerordentliche sind. Aus den ausführlichen 29 Tabellen, welche vom Kgl. Preuß. Ministerium des Innern ausgearbeitet worden sind, ergibt sich, daß von den 8155 ermittelten ehemaligen Zöglingen sich zurzeit führen:

	männliche	weibliche
genügend bis gut	3177 (70%)	2484 (68,7%)
zweifelhaft bis gut	489 (10,8%)	433 (11,9%)
ungenügend bis schlecht	872 (19,2%)	700 (19,4%)

Diese Durchschnittsziffern werden bei den im Alter bis zu 14 Jahren in Fürsorgeerziehung Überwiesenen übertroffen: von ihnen haben 85,1% der männlichen und 88% der weiblichen, von den im Alter von 14 bis 16 Jahren Zugeführten 75,1% der männlichen und 75,4% der weiblichen Personen eine genügende bis gute Führung aufzuweisen. Selbst bei den erst im Alter von 16—18 Jahren Überwiesenen sinkt die Ziffer der mit befriedigender Führung Ermittelten nur wenig unter den Durchschnitt, nämlich auf 64% bei den männlichen und auf 65% bei den weiblichen Personen.

Diese Ergebnisse lassen erkennen, daß die geleistete Arbeit nicht vergeblich war. Je früher die Fürsorgeerziehung einsetzt, desto bessere Erfolge werden im allgemeinen zu erwarten sein.

Es ist eine leidige Tatsache, daß, ähnlich wie bei der Anstaltunterbringung Geisteskranker oder der Entmündigung Trunksüchtiger, die entsprechenden Maßnahmen vielfach reichlich spät getroffen werden. Es ist damit der fürsorgliche Zweck des Gesetzes nicht genügend gewahrt.

Geschichtlich interessant[1] ist die Feststellung, daß schon die zweite württembergische Landesverordnung vom 10. April 1515 eine Strafbestimmung gegen denjenigen enthält, welcher sein Vermögen verpraßt und Weib und Kind betteln läßt. Die Armenordnung vom 27. März 1531 enthält die allgemeine Ermahnung, man solle Kinder und Dienstboten in die Kirche schicken, damit sie von Unarten und Verbrechen abgehalten werden.

Die Unterbringung in einer Erziehungs- oder Besserungsanstalt ist erstens möglich, „wenn der Minderjährige vor Vollendung des 12. Lebensjahres eine Handlung begangen hat, welche im Fall der Begehung durch einen Strafmündigen sich als Verbrechen oder Vergehen oder als eine Übertretung im Sinne des § 361 Ziff. 3 oder § 4 StrGB. (Landstreicherei oder Bettel) darstellen würde, und die Fürsorgeerziehung mit Rücksicht auf die Beschaffenheit der Handlung, auf die Persönlichekit des Minderjährigen, seiner Eltern oder sonstigen Erzieher und auf seine übrigen Lebensverhältnisse zur Verhütung weiterer sittlicher Verwahrlosung erforderlich ist". (F. E. G. Art. 1, Abs. 1, Ziff. 1.) Also nicht eine strafbare Handlung an sich genügt zur Anordnung der Unterbringung, sondern die gesamten Verhältnisse des Minderjährigen und seiner Umgebung müssen so beschaffen sein, daß die Unterbringung zur Verhütung weiterer sittlicher Verwahrlosung erforderlich ist. Demnach ist, wie *Landsberg* sich ausdrückt, nicht die Tat, sondern der Zustand maßgebend.

Der zweite Fall, welcher zur Einleitung der Fürsorgeerziehung führt, ist vom Gesetz sehr allgemein gefaßt (Art. 1, Ziff. 2 F. E. G.): „wenn sonstige Tatsachen vorliegen, welche die Fürsorgeerziehung zur Verhütung des völligen sittlichen Verderbens notwendig machen". Ziff. 1 und 2 ist also gemeinsam, daß die bloße in den Verhältnissen der Umgebung, der Erziehung des Minderjährigen liegende Gefahr der Verwahrlosung nicht zum Eingreifen genügt, sondern daß ein gewisser Grad von Verwahrlosung schon vorliegen muß. Bei Verschulden der Eltern im Sinn der §§ 1666, 1838 BGB. genügt die bloße Gefahr zur Anordnung der Fürsorgeerziehung; die gesetzlichen Bestimmungen sind hier rein vorbeugend.

Die Fürsorgeerziehung erstreckt sich nur auf die sittliche Verwahrlosung; körperliche Verwahrlosung als solche kann die Einleitung der Fürsorgeerziehung nicht begründen.

Einverständnis der Eltern ist keine Voraussetzung für die Einleitung der Fürsorgeerziehung, welche nur anzuordnen ist, wenn der Minderjährige das 16. Lebensjahr noch nicht vollendet hat. Württemberg hat diese Altersgrenze mit einer Reihe von kleineren Bundesstaaten festgesetzt, während z. B. die Gesetze von Preußen, Baden und Hessen erst mit Vollendung des 18. Lebensjahrs die Einleitung der Fürsorgeerziehung ausschließen. Eine untere Altersgrenze hat das Gesetz nicht bestimmt. Die Zahl der im Alter unter 6 Jahren eingewiesenen Zöglinge betrug in Württemberg im Jahre 1906 immerhin 13,3% der Gesamtzahl.

Die Anwendbarkeit des F. E. G. erleidet eine bedeutende Einschränkung durch den Abs. 3 des Art. 1:

„Die Anordnung der Fürsorgeerziehung kann in den Fällen des Abs. 1 Ziff. 1 und 2 nur erfolgen, wenn die Erziehungsgewalt der Eltern oder sonstigen Fürsorger und die Zuchtmittel der Schule, sowie anderweitige, der Gefahr sittlicher Verwahrlosung des Minderjährigen vorbeugende Maßregeln sich als unzulänglich erweisen, und wenn dem Bedürfnis nach einer geordneten Erziehung nicht auf anderem Weg (durch die öffentliche Armenpflege oder die Vereinstätigkeit) ausreichend entsprochen wird."

Die Anordnung der Fürsorgeerziehung soll das letzte Auskunftsmittel sein, wenn auf andere Weise dem Bedürfnis nach einer geordneten Erziehung nicht ausreichend entsprochen werden kann (Vollzugsverfügung vom 14. II. 1900).

Zuständig für das Fürsorgeerziehungsverfahren ist nach Art. 1 F. E. G. das Vormundschaftsgericht. Art. 2 bestimmt dazu: „Vormundschaftsgericht im Sinn der §§ 1666 Abs. 1 und 1838 des BGB. sowie des Art. 1 Abs. 1 Ziff. 1 und 2 dieses Gesetzes ist das Amtsgericht". Das Vormundschaftsgericht beschließt von Amts wegen oder auf Antrag (Art. 4 Abs. 1 F. E. G.). Eine Antragpflicht statuiert das Gesetz selbst nicht. § 3 Abs. 2 der Vollzugsverfügung vom 14. II. 1900 macht den antragberechtigten Behörden ausdrücklich zur

Pflicht, den Antrag auf Fürsorgeerziehung zu stellen, wenn entsprechende Tatsachen zu ihrer Kenntnis gelangen. Diese Tatsachen sollen nebst den Beweismitteln im Antrag spezifiziert werden. Die Behörden werden noch besonders daraufhingewiesen, den Antrag rechtzeitig, d. h. vor Eintritt weitgehender sittlicher Verwahrlosung des Kindes zu stellen.

Zur Stellung des formellen Antrags sind gemäß Art. 4 Abs. 2 F. E. G. zunächst folgende Einzelpersonen berechtigt: die Eltern, die Großeltern, der Vormund, Gegenvormund oder Pfleger des Minderjährigen und der Beistand seiner Mutter. Von diesem Antragrecht wird nicht häufig Gebrauch gemacht: im Jahr 1906 ist die Einweisung nur in 19 von 316 Fällen auf Antrag einer dieser Personen erfolgt. Bei Antragstellung seitens der Eltern oder Großeltern hat der Richter besonders zu prüfen, ob es sich nicht nur um einen Versuch derselben handelt, der Sorge für das Kind sich zu entledigen.

Weiterhin sind antragberechtigt „diejenigen Behörden, welche von der Verwahrlosung eines Minderjährigen Kenntnis erhalten". Das sind in erster Linie die Gemeinde-, Kirchen- und Schulbehörden; im Jahr 1906 veranlaßten deren Anträge 68% sämtlicher Fürsorgeerziehungsbeschlüsse. Ferner kommen in Betracht die Staatsanwaltschaften schaften, die ordentlichen Vormundschaftsgerichte, die Polizeibehörden, sowie die amtlichen Ärzte. Diese Befugnis der amtlichen Ärzte setzt die Kenntnis der hauptsächlichsten Punkte des Fürsorgeerziehungsgesetzes voraus; daraus rechtfertigt sich auch die vorstehende summarische Gesetzesübersicht.

Schott[2] [3] verdanken wir eine Übersicht über die Fürsorgeerziehung Minderjähriger in Württemberg im Rechnungsjahr 1909.

Die Gesamtzahl der 1909 in Fürsorgeerziehung gestandenen Zöglinge betrug 2053, davon entfallen 61,4% auf Knaben und 38,6% auf Mädchen Am 1. Dezember 1909 waren in den württembergischen Rettungsanstalten (22 evangelische und 12 katholische) 863 Fürsorgezöglinge und zwar 515 männliche und 348 weibliche untergebracht. 793 Zöglinge = 43,1% genossen Familienerziehung. Ein Wechsel von der Familien- zur Anstaltserziehung fand bei 64, ein solcher von der Anstalts- zur Familienerziehung bei 6 Zöglingen statt. Es sei ferner noch bemerkt, daß die Durchführung der Fürsorgeerziehung in Württemberg ausschließlich von Wohltätigkeitsanstalten bewerkstelligt wird. Die nach dem Gesetz nur in außergewöhnlichen Fällen zulässige Ausdehnung der Fürsorgeerziehung über das 18. Jahr hinaus wurde im Jahr 1909 bei 35 Zöglingen (darunter 21 Mädchen), im Jahre 1908 bei 42 Zöglingen (darunter 25 Mädchen) ausgesprochen.

Von den 2053 Fürsorgezöglingen des Jahres 1909 waren ehelich geboren: 1608 = 78,3%; unehelich geboren: 445 = 21,7%.

Bei Beginn der Fürsorgeerziehung standen die meisten, 1823 = 88,8%, in einem Alter unter 14 Jahren. Die Zahl derer, welche das

14. Lebensjahr schon überschritten hatten, betrug 230 = 11,2% der Gesamtheit.

Dem Religionsbekenntnisse nach teilen sich die Zöglinge in

1423 = 69,3%	mit evangelischer	Konfession,
627 = 30,6%	„ katholischer	„
3 = 0,1%	„ sonstiger	„

Nach der Volkszählung vom 1. Dezember 1905 entfielen von der Bevölkerung auf Evangelische 68,7%, auf Katholische 30,2% und sonstige Konfessionen 1,1%. Die vorstehenden Zahlen entsprechen also ziemlich genau der allgemeinen Bevölkerungsstatistik.

Die Ursachen, welche zur Anordnung der Fürsorgeerziehung genötigt haben, sind verschiedener Art, häufig wirken mehrere zusammen. Bald ist es die Unzulänglichkeit der häuslichen Zucht, die Verwahrlosung und Gefährdung der Kinder durch die Eltern, bald die eigene Verderbheit und Verkommenheit der ersteren, bald sind es Mängel und schlechte Neigungen (Trunksucht, Stehlen, Gewerbsunzucht, Betteln usw.) bei Eltern und Kindern zugleich.

Der ganze Erziehungsaufwand auf die Fürsorgezöglinge hat sich seit 1900 mehr als verdreifacht, er ist von 71 604 Mk. im Jahr 1900 auf 244 924 Mk. im Jahr 1909 gestiegen, der Aufwand des Staates und der Landarmenverbände von je 28 553 Mk. auf je 97 036 Mk.

Der durchschnittliche Aufwand für 1 Fürsorgezögling belief sich

im	Jahr	1900	auf	96,50	Mk.
„	„	1905	„	104,62	„
„	„	1908	„	117,57	„
„	„	1909	„	119,30	„

Gegenüber den gesunden Zöglingen sind nach *Schott* [2] [3] die in geistiger oder körperlicher Beziehung Anormalen in auffallender Minderheit. Im Jahr 1909 war die Zahl der letzteren nur 15 = 4,5%, im Jahr 1908 11,2%. Dabei ist die Zahl der geistig Minderwertigen 5, die der körperlich Bresthaften 10.

Vorbestraft waren, in der Hauptsache wegen Bettelns und Diebstahls, 76 Zöglinge.

Je mehr sich die Psychiatrie mit der Frage des Verbrechers als Individualität befaßt hat, um so lebhafter wurde ihr Interesse an den Jugendlichen der Verbrecherwelt. Die verbrecherische Jugend ist es, welche den überwiegenden Bruchteil der erwachsenen Rechtbrecher darstellt und aus welcher sich der sog. „geborene Verbrecher“ rekrutiert. Die Kriminalpsychologie hat richtig erkannt, daß es leichter ist, in das Seelenleben der jugendlichen Verbrecher einen Einblick zu erlangen, als bei Erwachsenen. Es lag die Vermutung nahe, daß entsprechende Untersuchungen einen wertvollen Anhaltpunkt für die psychologische bzw. psychopathologische Bewertung des Verbrechers bilden werden. Daraus mußten sich Folgerungen ergeben sowohl hinsichtlich der Entstehung und Verhütung des Verbrechens, als auch in bezug auf die gerichtliche und irrenärztliche Beurteilung der hierher gehörigen Individuen mit Rückwirkung auf den Strafvollzug. Der Vorentwurf zu einem Deutschen Strafgesetzbuch gibt Zeugnis davon, daß die Erfahrungen und Beobachtungen der Richter und Strafvollzugbeamten, der Erzieher und Fürsorger sowie die eingehenden irrenärz lichen Untersuchungen und Erhebungen Werte gezeitigt haben, welche für das soziale Leben der Zukunft von weittragender Bedeutung sind und noch sein werden. *Mönkemöller*[6] hat im Jahre 1898 durch seine Arbeit „Psychiatrisches aus der Zwangserziehungsanstalt" erneut auf die große Anzahl geistig Abnormer unter den in Zwangserziehung befindlichen Zöglingen hingewiesen und dadurch die Aufmerksamkeit für diese aktuellen Fragen frisch entfacht. Nach Einführung des Fürsorgeerziehungsgesetzes in Preußen 1901 ist die Zahl der Fürsorgezöglinge erheblich gewachsen. Seit dieser Zeit sind zahlreiche Untersuchungen an diesem Material nach den verschiedensten Gesichtspunkten angestellt worden.

Es seien hier nur *Laquer*[7], *Seelig*[8], *Kluge*[9], *Tippel*[10], *Wilmanns*[11] u. a. gennant. *Kluge*[12] hat bei der Versammlung des Deutschen Vereins für Psychiatrie am 29. IV. 1907 ein Referat „über die Mitwirkung des Psychiaters bei der Fürsorgeerziehung" erstattet. Er fand 45—50% defekter und abnormer Fürsorgezöglinge. Der Schwachsinn — vom tiefsten Idiotismus bis zum leichtesten Grad der Debilität — herrscht vor. Es erscheint nach *Kluge*[12] geboten, den sachkundigen Arzt schon bei der Einleitung des Fürsorgeerziehungsverfahrens heranzuziehen, um hier schon Aufschluß über den Geisteszustand des seiner Umgebung zu entziehenden Kindes oder Jugendlichen zu geben und danach schon die weitere Untersuchung anzuraten. *Kluge*[12] empfiehlt fernerhin die Einrichtung einer Beobachtungstation für alle bei der ersten Untersuchung nicht ganz einwandfrei festgestellten Fälle, am besten im Anschluß an eine ärztlich geleitete Idioten- oder Epileptikeranstalt. *Neisser*[13] betont unter anderem, daß der Staat Vorkehrungen treffen sollte, damit die mit der Fürsorgeerziehung berufmäßig betrauten Erzieher, namentlich aber die Leiter größerer Anstalten, sich mit den Ergebnissen der einschlägigen Sonderforschungen und Erfahrungen auf pädagogischem, kriminalistischem, psychologischem und psychiatrischem Gebiete vertraut machen, und daß zu diesem Zwecke neben anderem auch Unterrichtkurse eingerichtet werden sollten.

Wie schon gesagt, bilden die Schwachsinnigen das Gros der abnormen Fürsorgezöglinge; sie bieten, falls der Defekt vorherrschend die intellektuelle Seite betrifft, der Erziehung die geringsten Schwierigkeiten. Das Gegenteil in dieser Richtung bilden die konstitutionellen Psychopathen. An dritter Stelle stehen die Epileptiker mit meist sehr vereinzelten Anfällen, aber epileptischen Äquivalenten und Entartungsäußerungen. Ihnen folgen dann nach *Thoma*[14] die Hysterischen an Zahl. Eigentliche Psychosen in Form von manisch-depressivem Irresein, Hebephrenie sowie schwere Formen von Idiotie werden seltener erwähnt.

Thoma[14] fand bei einem Untersuchungsmaterial von 620 Zöglingen (357 Knaben und 263 Mädchen) im ganzen 322 = 51,9% als geistig abnorm: schwerer Schwachsinn in 5, mittlerer in 9 und leichter in 156 (25,2%) Fällen. Ausgesprochener sittlicher Mangel konnte nur in 4 Fällen (0,6%) angenommen werden. Den intellektuell Minderwertigen kamen die Psychopathen an Zahl am nächsten, von denen wieder eine größere Anzahl auch Intelligenzdefekte aufwies und zum Teil als imbezill angesehen werden mußte — im ganzen 95 Individuen (15,3%). Ausgesprochene Hysterie fand sich 36 mal (5,8%).

Epilepsie lag 13 mal vor (2%). 13 Zöglinge (2,1%) waren geistesgestört oder hatten Anfälle von geistiger Störung durchgemacht.

Eigene Untersuchung: Das Material stützt sich auf 80 Insassen der Rettungsanstalt Schoenbühl O. A. Schorndorf. Diese Anstalt beherbergt durchschnittlich 110 männliche Zöglinge im Alter von 8 bis 18 Jahren.

Von den untersuchten Individuen waren rund 26% unehelich geboren (Reichsdurchschnitt 10,3%). Bei 2 Zöglingen war die Geburt vorehelich, was sozial bedeutungvoll ist. Erbliche Belastung in nervöser Hinsicht fand sich sicher bei 48%; dieselbe bestand fast ausschließlich in Trunksucht der Erzeuger, nämlich bei 42%. Erbliche Belastung in krimineller Hinsicht ist in 56% erwiesen; bei 15% sind beide Eltern vorbestraft.

Diese Zahlen erhöhen sich voraussichtlich noch, wenn man berücksichtigt, daß in 8 Fällen die Akten keinen genauen Aufschluß über die Erzeuger geben. Wir werden wohl nicht fehlgehen, wenn wir die erbliche Belastung in nervöser Hinsicht auf 50% und solche in krimineller Richtnng auf 60% als Minimum annehmen. Da die

Erhebungen von nervöser Belastung nicht von ärztlicher Seite und von ärztlichen Gesichtspunkten ausgehend angestellt worden sind, so ist naturgemäß auf diese Komponente der Verbrechernatur kein besonders großer Wert gelegt worden. Die erbliche Belastung in krimineller Hinsicht dürfte sich schon mehr den tatsächlichen Verhältnissen nähern, obgleich auch hier einige Lücken vorliegen. Nur in 3 Fällen = 3,7% war Geistesstörung bei einem der Erzeuger vermerkt.

Was die sozialen Verhältnisse betrifft, denen die Zöglinge entstammen, so sind in rund 75% dieselben in den Akten als „schlecht, traurig, trostlos" und ähnlich charakterisiert; es handelt sich hierbei im wesentlichen um verbrecherische bzw. trunksüchtige Familienglieder und deren Leben und Treiben. Unter Berücksichtigung der trunksüchtigen Erzeuger, sonstiger trunksüchtiger Umgebung (Stief-, Pflegeeltern, Geschwister u. a. m.) sowie eigener Trunkliebe, muß bei 65% dem Alkohol eine verhängnisvolle, Verbrechen befördernde Wirkung zugestanden werden.

Bei 7 Fürsorgezöglingen werden die häuslichen Verhältnisse als „geordnet" bezeichnet; 5 mal werden die Eltern „ordentlich" benannt, 4 mal heißt es ausdrücklich, daß die allein stehende Mutter trotz guten Willens „zu schwach" zur Erziehung sei. In 3 Fällen bestanden ungünstige Verhältnisse insofern, als die Eltern teils krank, teils durch ihre Arbeit tagüber von Hause abwesend waren.

Auf Groß-Stuttgart entfallen 34% unserer Zöglinge, während die übrigen sich ziemlich über das Land verteilen. Groß-Stuttgart, das etwa den achten Teil der Landesbevölkerung ausmacht, überragt also hier fast um das Dreifache.

27% der Fürsorgezöglinge entstammen Handwerkerkreisen, 22% sind aus Taglöhnerfamilien hervorgegangen, 15% rekrutieren sich aus dem Fabrikarbeiterstande. Die übrigen 36% verteilen sich auf verschiedene Berufe, wovon streng genommen 10% eigentlich ohne festen Beruf sind.

Von besonderem Interesse sind die Aufzeichnungen aus der Schule, welche ziemlich vollständig vorliegen.

Was die Begabung im allgemeinen anbetrifft, so wird nach den vorliegenden Schulzeugnissen die „Fähigkeit" bei 7 als „gut“, bei 19 als „befriedigend“, bei 30 als „genügend“ und bei 24 als „ungenügend bzw. schlecht“ geschätzt.

Unter den Letzten, bzw. der Letzte saßen 28, 12 davon kamen mit ihren Altersgenossen überhaupt nicht mit.

Es stehen also, nach dem Maßstabe der Schule gemessen, 35% unter dem Durchschnittmaß der Begabung. Wenn wir die Note „genügend“ als den Durchschnitt annehmen, so entfallen hierauf 37,5%. Über den Durchschnitt erheben sich 26 bzw. 7 oder rund 33% bzw. 9%. Von 9% („gut“) kann man jedenfalls sagen, daß sie über der Durchschnittbegabung stehen. Hinsichtlich der Durchschnittbegabung dürfte es richtiger sein, die Noten „befriedigend“ und „genügend“ zusammenzufassen, womit wir einen Prozentsatz von 61% erhalten. Letztere Zahl dürfte den tatsächlichen Verhältnissen mehr entsprechen.

Was die in den Akten aufgeführten Eigenschaften der Fürsorgezöglinge betrifft, so wäre darüber folgendes zu sagen: An der Spitze aller schlimmen Eigenschaften steht der Hang zum Stehlen; in nicht weniger als 64 Fällen = 80% liegen Eigentumsdelikte vor. Es stimmt diese Feststellung mit der bekannten kriminalistischen Erfahrung überein, daß der Diebstahl das weitaus vorherrschende Delikt der Jugendlichen ist. Bei 60% der Fürsorgezöglinge wird die Neigung zum Lügen hervorgehoben und in einzelnen Fällen als „unglaublich“ bezeichnet. Ein unbezwingbarer bzw. ungezügelter Freiheitstrieb spricht aus der Erscheinung, daß 40 = 50% unserer Fürsorgezöglinge, sei es des öfteren „die Schule geschwänzt“, sei es einmal oder mehrfach aus „ihrer Lehrstelle entlaufen“ sind. Diese Eigenschaft erklärt auch die zahlreichen Entweichungen aus der Erziehungsanstalt.

Diesen drei Charakterzügen gegenüber fallen die anderen in den Akten erwähnten schlechten Neigungen nicht so sehr in das Gewicht; meist finden sich natürlich mehrere derselben bei einem und demselben Individuum aufgeführt, wie z. B. „lügt, stiehlt, schwänzt Schule“ oder „frech, unfolgsam, arbeitscheu und diebisch“ u. a. m.

An vierter Stelle kommt die Faulheit bzw. Arbeitscheu, nämlich in 46%.

Als frech werden 17, als widerspenstig bzw. unbotmäßig 16,

als verschlagen 15, als leichtsinnig 9, als gleichgültig 8, als verschlossen 7, als gutmütig und haltlos 5, als reizbar und gewalttätig je 4, als roh 3 und als schüchtern 2 bezeichnet.

Den Anlaß zur Einleitung der Fürsorgeerziehung bildeten in der überwiegenden Mehrzahl der Fälle Straftaten, voran Eigentumsdelikte, nämlich in 61 Fällen. Wegen mehrfachen Weglaufens aus der Lehre wurden 6, wegen hartnäckigen Schulschwänzens 4 in Fürsorgeerziehung gegeben. Bettel und Landstreicherei haben 4, Sittlichkeitsverbrechen und Urkundenfälschung je 2 und Körperverletzung 1 Zögling der Anstalt zugeführt. Bei 5 Fürsorgezöglingen lag außer Diebstahl noch Brandstiftung vor.

Der Antrag auf Anordnung der Fürsorgeerziehung ging nur in den seltensten Fällen, nämlich in 9 = 11,2% von den Eltern aus.

Vorbestraft bei der Einweisung in die Erziehungsanstalt waren 32%; wegen strafbarer Handlung in Untersuchung standen 58%.

Bei 29 kriminellen Vorfahren fand sich 22 mal beim Nachfahre dasselbe Delikt. Bei krimineller Belastung von seiten beider Erzeuger überwog der Einfluß der Mutter.

Bei der ärztlichen Untersuchung legten 16 ein schüchtern-verlegenes, 16 ein ruhiges und überlegtes, 9 ein freches, 7 ein stumpfes, 16 ein verschlossenes und 16 ein munteres Wesen an den Tag. Nach dem Lieblingsfach in der Schule befragt, gaben 57 = 71% an, ein solches oder mehrere zu haben; 23 erklärten, kein Lieblingsfach zu besitzen. An der Spitze der Lieblingsfächer stehen Geographie und Geschichte je bei 10, dann Rechnen 8, Zeichnen und Schönschreiben je 7, Lesen und Diktat je 4, Aufsatz 3, Singen und Auswendiglernen je 2.

Befragt, ob sie einen Freund in der Anstalt besäßen, stellten dies 37 = 46,2% in Abrede.

Auf körperlichem Gebiete sind zu erwähnen: Entartungszeichen bei 80%. Die Asymmetrie des Gesichtschädels war besonders häufig. Linkshänder waren 5 = 6,2%. Farbenstörung ließ sich in 2 Fällen nachweisen. Bettnässen bestand bei 10 = 12,5%; darunter befanden sich 4, welche auf Epilepsie verdächtig waren. Stottern wiesen 3 auf. Tätowierungen zeigten 8 = 10%, davon waren 3 psychiatrisch verdächtig und 3 besonders kriminell veranlagt. In gegen 40% konnte eine Schwellung der Schilddrüse festgestellt werden, welche wohl mit der Entwicklung der geschlechtlichen Reife in Zusammenhang stehen dürfte. In nur 3 Fällen konnte von einer Struma gesprochen werden. Vasomotorisches Nachröten und mechanische Muskelerregbarkeit erwiesen sich in 60% lebhaft, davon in einem Drittel der Fälle entschieden gesteigert. Ein ähnliches Verhalten zeigten die Sehnenreflexe. Ein Drittel der Individuen war im Längenwachstum gegenüber dem Durchschnitt ihres Lebensalters zurück.

4 Individuen waren verdächtig auf Tuberkulose; bei 6 bestanden Erscheinungen einer Mittelohreiterung. Ausgesprochene Herzfehler kamen bei den untersuchten 80 Fürsorgezöglingen nicht zur Beobachtung, ebensowenig Lues.

Psychiatrisch verdächtige Fälle waren es 19 = rund 24%; eine besondere kriminelle Anlage zeigten 12 = 15%.

Unter den psychiatrisch verdächtigen Fällen befanden sich 7 mit dem Verdacht auf Epilepsie. Bei keinem derselben bestanden ausgesprochene Krampfanfälle. Die Personalien derselben sind in Kürze:

1. F. B. aus B., 15 J. alt, Schulschwänzer. Vater Trinker, Mutter Dirne. Zahlreiche Narben auf dem behaarten Kopf. Dermographie, mechanische Muskelerregbarkeit und Sehnenreflexe erhöht. Periodische Verstimmungen. Nach dem Bericht des Inspektorats „ein schwieriger Knabe, der gute Tage und Wochen hat, aber der auf einmal wieder trotzig und unbotmäßig sein kann". Degenerationszeichen.

2. P. K. aus H., 14 J. alt, mehrfache Diebstähle begangen. Vater vorbestraft wegen Körperverletzung und Urkundenfälschung. Mutter zu nachgiebig, soll an „Krämpfen" leiden. Im J. 1909 Kopfverletzung mit Bewußtlosigkeit und nachfolgender Wundeiterung. Druckempfindliche Narbe. Öfteres Auftreten von Übelkeit. Ein Ohnmachtanfall in der Erziehunganstalt. Degenerationszeichen.

3. G. R. aus B., 16 J. alt, Brandstiftung. Vater P., Stiefmutter Dirne. Drei Brüder ganz verkommen, „unsittlich, zündeln, stehlen und betrügen". Bettnässer zeitweise. Starker sittlicher Defekt. Zuzeiten sehr erregbar; viel Kopfweh. Degenerationszeichen.

4. A. L. aus H., 18 J. alt, Sittlichkeitsvergehen. Vater P., Mutter Dirne. Verschlagen und frech. Verdacht auf Tb. Reflexe, vasomotorisches Nachröten und mechanische Muskelerregbarkeit gesteigert. Zeitweise mürrisches und gereiztes Wesen. Viel Kopfweh. Bettnässen. „Ohnmachtanfälle". Degenerationszeichen. Tätowierung.

5. P. M. aus M., 19 J. alt, Raub und Diebstahl i. R. Vater P., Mutter geistig schwach, †. Lügt und betrügt, stiehlt und ist roh. Periodisch mürrisch-aufgeregtes Wesen. Fünfmal in diesen Zeiten aus der Anstalt entwichen. Erhöhte Reflexerregbarkeit. R. Schilddrüsenlappen vergrößert. Trigeminuspunkte I u. II l. druckempfindlich. Zeitweises Bettnässen. Mehrfache Tätowierungen.

6. G. R. aus M., 16 J. alt, Diebstahl. Eltern ordentlich. Zeitweise Schwindelgefühl mit Erbrechen. Gesteigerte Reflexerregbarkeit. Zeiten mürrischer Verstimmung. Gelegentliches Einnässen. Degenerationszeichen.

7. F. Zw. aus L., 17 J. alt. Diebstahl. Stiefmutter P. und Unzucht. Zwei Schwestern sittlich verkommen. Schlechter Schüler. Narben am Kopf. Ausgesprochene Verstimmungen reizbaren Charakters. Ab und zu Klagen über Kopfweh. Otitis med. l. Zeitweises Einnässen. Reflexerregbarbeit erhöht. Entartungszeichen.

In 6 weiteren Fällen besteht ein Schwachsinn mittleren Grades. 4 Fürsorgezöglinge sind starke Psychopathen, darunter 1 mit homosexuellen Neigungen.

Bei einem Fall besteht Verdacht auf eine organische Gehirnerkrankung:

J. N. aus H., 17 J. alt. Diebstahl. Vater P., vorbestraft. Faul und unbotmäßig, lügnerisch und heimtückisch; bedroht und mißhandelt die Mutter. Schlechter Schüler gewesen. Doppelts. Otitis med. purul. Strabismus diverg. l. R. Pupille stark erweitert und von geringer Reaktion. Konsensuelle Reaktion von R. nach L. gut, von L. nach R. wenig. Puls verlangsamt und gespannt. Reflexsteigerung. Zeitweises Schwindelgefühl.

In 1 Fall wurde das Vorhandensein einer manisch-depressiven Anlage angenommen.

Es handelt sich hierbei um einen 14jähr. Knaben, E. S. aus R. Diebstahl. Vater P. Wenig begabt. Sehr wechselnd in Stimmung und Leistungfähigkeit. „Oft könnte ich in der Schule der Erste werden, ein anderes Mal weiß ich wieder fast gar nichts.“ Mehrfache Degenerationszeichen. Lebhafte Reflexe. Bald träumt der Knabe vor sich hin, bald ist er heiter und gesprächig.

12 Individuen = 15% der Gesamtzahl zeigen eine besonders ausgesprochene kriminelle Anlage.

1. W. B. aus L., 10 J. alt, Einbruchsdiebstahl. Vater wegen Bettelns vorbestraft, Mutter mehrfach wegen Diebstahls und Hehlerei bestraft, gilt für händel- und streitsüchtig. Der Lehrer äußert sich über B. wie folgt: B. ist ein in jeder Beziehung durchaus verwahrloster, verdorbener

und roher Mensch; lügt, betrügt und stiehlt, quält Menschen und Tiere, schwänzt die Schule und hat selbst dem Lehrer schon mit Erschießen gedroht. Hang zum Diebstahl außerordentlich stark entwickelt. Schulzeugnis: Fähigkeit befriedigend — Betragen ungenügend — Fleiß ungenügend — Kenntnisse ungenügend — 58/58.

Die Anstaltleitung berichtet über den Zögling: B. ist ein Knabe von ungewöhnlicher Verdorbenheit und schwieriger Charakteranlage . . . Der Knabe ist so lügenhaft, verschlagen, heuchlerisch, boshaft und diebisch, daß es ganz unmöglich erscheint, ihn in einer Familie vor Ausschreitungen zu bewahren. Die Fortsetzung der Anstaltzucht ist unbedingtes Erfordernis.

Noch nicht konfirmiert. Körperlich außer Entartungszeichen und erhöhter Reflexerregbarkeit nichts Besonderes. Orientiert, Stimmung vergnügt. Kenntnisse gering. Gesteht seine Straftaten unumwunden ein. Keine Reue.

2. K. C. aus H., 16 J. alt; Diebstähle, Unterschlagungen und Urkundenfälschung. Familie sittlich tiefstehend, Kinder werden zum Betteln angehalten. Vater vorbestraft. Mutter hat uneheliche Kinder. Bei der Untersuchung albernes Wesen. Keine Organerkrankung. Residuen überstandener Rachitis. Entartungszeichen und Tätowierung. Urteilskraft gering. Sittliche Vorstellungen oberflächlich. Schlechter Schüler, dürftige Schulkenntnisse.

3. K. E. aus L., 14 J. alt, wiederholt gerichtlich bestraft (Mundraub, Sachbeschädigung, Diebstahl). Vater arbeitscheu und trunkliebend. Nach Auskunft des Lehrers gut begabt, aber faul und frech; lügt, betrügt und stiehlt, wegen Tierquälerei angezeigt, Fähigkeit genügend, Betragen ungenügend, Fleiß befriedigend, Kenntnisse ungenügend — 57/58. Bei der Untersuchung ist das Verhalten auffällig ruhig und sicher. Der Blick hat etwas Lauerndes und wird meist gesenkt gehalten. Residuen von Rachitis. L. otitis med. chron. Reflexe lebhaft. Mehrfache Entartungszeichen. Schulkenntnisse ordentlich. Beschönigt seine Handlungen nicht. Keine Reue. Er macht einen sozial recht ungünstigen Eindruck; hat bis jetzt in der Anstalt sich ordentlich geführt.

4. A. F. aus H., unehelich geb., 10 J. alt. Diebstahl. Mutter steht in schlechtem Ruf. Nach Angabe des Lehrers ist p. F. verschlossen, hinterlistig, unter Aufsicht duckmäuserisch, ohne solche ausgelassen, lügnerisch. Fleiß gering, doch nicht faul. Kenntnisse gering — 55/57. p. F. befand sich zuerst in der Anstalt Stammheim, wurde aber wegen fortgesetzter Diebereien in die Anstalt Schoenbühl versetzt. Bei der Untersuchung scheues, ängstliches Wesen. Antworten erfolgen zögernd. Blasses Aussehen, mürrisch-verdrießlicher Gesichtsausdruck. Verdacht auf Tb. Lebhafte Reflexe. Mehrfache Entartungszeichen. Orientiert. Antworten zutreffend. Klagt über Schmerzen in der Herzgegend und gibt noch von sich aus an, er habe Zeiten, wo es ihm so schwer ums Herz sei,

zu anderen Zeiten fühle er sich leichter. Beschönigt seine Handlungen nicht. Reue nicht zu erkennen.

5. P. G. aus O., 17 J. alt, 5mal wegen Bettelns bestraft; Vater wegen Körperverletzung 2mal bestraft, hat sich an P. G. des öfteren vergriffen. Nicht unbegabt. Zu wiederholten Malen seinem Lehrherrn entlaufen und sich arbeitlos und bettelnd in Württemberg und Bayern herumgetrieben. Bei der Untersuchung gewandtes Auftreten, etwas Lauerndes im Blick. Körperlich kein krankhafter Befund. Feine Gesichtszüge. Vollständiges Gebiß. Tätowierung. Entartungszeichen. Orientiert. Antworten prompt und zutreffend. Schulkenntnisse befriedigend. Sittlicher Tiefstand.

6. K. H. aus K., unehel., 18 J. alt, Unterschlagung und Betrug. Mutter ist gut prädiziert, hat selbst den Antrag gestellt. Das Pfarramt bezeichnet den p. H. als einen abnorm veranlagten, zu allem Unfug aufgelegten, mit gewöhnlichen Mitteln nicht zu bändigenden Schlingel. Der Klassenlehrer hat den Eindruck erhalten, daß K. H. ein durchaus verlogener, zu allen Verstellungen fähiger Mensch sei, der durch die Zuchtmittel der Schule und des Elternhauses auf den Weg der Ordnung nicht gebracht werden könne und namentlich einen unüberwindlichen Hang zum Vagabundieren zeige. Bei der Untersuchung langsam und wortkarg, stottert etwas. Gehör und Gesicht gut. Reflexe erhöht. Links. Kopfweh soll zeitweise bestehen. Mehrfache Entartungszeichen. Blick dauernd zu Boden gesenkt. Wesen scheu, unaufrichtig. Orientiert. Antworten zutreffend. Kentnisse gering, ebenso das sittliche Empfinden.

7. W. J. aus S., 14 J. alt, Diebstahl. Häusliche Verhältnisse so zerfahren, daß eine Besserung durch die Eltern ausgeschlossen erscheint, zumal der Vater als Reisender häufig auswärts ist. Der Lehrer urteilt wie folgt: W. J. ist durch das Lesen von Indianerbüchlein verwildert, er nahm an einer Verbrecherbande teil. Seiner Mutter hat er Geld unterschlagen; später war er bei einem Onkel im Laden unehrlich, dann in einer Lehrstelle. Ein Bruder von ihm ist Lehrer; seine Geschwister sind wohlerzogen. Häufige Schulversäumnisse gehabt, gefälschte Briefe geschrieben. Aus dem Konfirmationsunterricht ausgewiesen. Bei der Untersuchung ruhiges, sicheres Benehmen. Antworten erfolgen prompt. Geistig lebhaft. Befriedigende Schulkenntnisse. Körperlich nichts Besonderes mit Ausnahme mehrfacher Entartungszeichen. Geringes sittliches Empfinden, macht einen sozial recht ungünstigen Eindruck.

8. B. K. aus L., 13 J. alt, Raub und mehrfach Diebstahl. Vater †. Mutter wird nicht mehr fertig mit ihm. Sie äußerst sich über ihren Sohn, wie folgt: Mein Sohn lügt gern, folgt mir nicht, geht trotz Ermahnung nicht mehr in den Knabenhort. Der Lehrer bezeichnet K. als ein Ärgernis und schlimmes Beispiel für seine Mitschüler; seit der Sommervakanz 1909 ist er ein unverbesserlicher Schulschwänzer, ein frecher, trotziger Bursche mit einer vielleicht vom Vater angeborenen Neigung zu Roheiten und

Ausschweifungen. Begabung gut, Fleiß in jüngster Zeit unbefriedigend, früher befriedigend. Betragen ungenügend — 34/53. In früheren Jahren war K. ein ordentlicher Schüler, kam später in schlechte Gesellschaft. Während der Untersuchung häufig lachend und kichernd. Blasses Aussehen, unruhiger und mißtrauischer Blick. Leicht hydrozephaler Schädel; linkshändig; lebhafte Reflexe; mehrfache Entartungszeichen. Antworten prompt und zutreffend. Orientiert. Ordentliche Kenntnisse. Beschönigt nicht. Geringes sittliches Empfinden. Gebahren sozial ungünstig.

9. F. K. aus S., 17 J. alt, Diebstahl. Vater hitzig und jähzornig. Eltern selbst haben den Antrag gestellt, da ihr Sohn ein Tunichtgut sei, mit dem sie nicht mehr fertig werden. Der Lehrer gibt folgende Charakteristik: Verhalten ganz ungenügend, frech, lügnerisch, vollständig verlottert; hat durch seine Unarten fortwährend den Unterricht gestört und sich nichts sagen lassen. Sein früherer Lehrmeister mußte ihn wegen seines bösartigen, herausfordernden und losen Wesens aus der Lehre entlassen; auch aus einer anderen Stelle wurde K. wegen Frechheit und Unbrauchbarkeit fortgeschickt. Wiederholt schon mit Dirnen geschlechtlich verkehrt. Seinen Eltern Geld gestohlen. Bei der Untersuchung freches Wesen. Antworten prompt. Robuster Körperbau. Lebhafte Reflexe. Keine Organerkrankung. Mehrfache Entartungszeichen. Schulkenntnisse befriedigend. Will Chauffeur werden und trinkt am liebsten Sekt! Sozialprognose schlecht. Keinerlei sittliche Hemmungsvorstellungen.

10. A. K. aus L., 16 J. alt, mehrfache Diebstähle. Vater Potator, mehrfach bestraft. Mutter wegen Diebstahls und Nachtruhestörung bestraft. Eltern sind mit der Fürsorgeerziehung einverstanden: ihr Sohn sei faul und arbeitscheu, habe schon dreimal die elterliche Wohnung verlassen und sich tageweise und die Nacht über umhergetrieben, in einer Badeanstalt Kleider und Schuhe gestohlen. Das Stadtpfarramt hat den Antrag auf F.E. gestellt und begründet wie folgt: K. ist ein schwachbegabter, übelgearteter Knabe, der unmittelbar nach seiner Schulentlassung, noch vor der Konfirmation, zu vagabondieren angefangen hat. Seinen Eltern hat er Geld gestohlen und seine Lehrstelle verlassen. Der Lehrer bezeichnet ihn als faul und gleichgültig. Während der Untersuchung lebhaftes, etwas freches Wesen. Antworten prompt und zutreffend. Schulkenntnisse mäßig. Orientiert. Beschönigt kaum; keine Reue. Reflexerregbarkeit erhöht. Mehrfache Entartungszeichen. Mitunter links. Kopfweh. Gehör und Gesicht gut. Nur oberflächlich haftende sittliche Vorstellungen.

11. W. S. aus B., 17 J. alt, unehel., Diebstahl. Unterschlagung und Hehlerei. Mutter nervenleidend, ein Bruder epileptisch. Das Pfarramt bezeugt, daß der Knabe schon während der Schulzeit üble Eigenschaften zeigte: Trotz, Frechheit, Bummelei. Die Mutter hat ihm immer sehr den Kopf gehalten. Er trieb sich viel in verrufenen Wirtschaften umher. Bei der Untersuchung ruhig und sicher, räumt seine Straftaten in aller

Seelenruhe ein, zeigt keine Reue. Kenntnisse mäßig. Sittliches Empfinden schwach. Urteilskraft beschränkt. Orientiert. Keine Organerkrankung. Reflexe lebhaft. Mehrfache Entartungzeichen. Sozialprognose: schlecht.

12. H. W. aus T., 14 J. alt, Einbruchdiebstahl. Vater Trinker und Blutschänder. Schwester leichtsinnig. Mutter zu schwach zur Erziehung. Gemeindewaisenrat gibt an: traurige Familienverhältnisse; seltene Geriebenheit und ganz erstaunliche Lügenhaftigkeit. Der Lehrer äußert sich über W., daß er schmutzig und in zerrissenen Kleidern zu spät in die Schule kommt und dieselbe oft versäumt. Boten fanden ihn singend an der Hecke liegen. Gering begabt und faul, der Letzte unter 68. Strafen fruchten nichts. W. ist eigensinnig und trotzig, manchmal unbotmäßig. Bei der Untersuchung weinerliches Benehmen, daneben hat sein Wesen etwas Verstecktes und Unaufrichtiges. Keine Organerkrankung. Reflexe lebhaft. Schulkenntnisse gering. Orientiert. Mehrfache Entartungszeichen. Geringe Urteilskraft und sittliche Entwicklung. Haltlos und leicht beeinflußbar.

Es unterliegt keinem Zweifel, daß es sich bei diesen stark kriminell Veranlagten größtenteils um erhebliche Psychopathen handelt, von denen nicht wenige zu den leichteren Formen des Schwachsinns gehören. Was vor allem in die Augen springt, ist ihre sittliche Defektuosität und moralische Frigidität. Diese beiden Eigenschaften haben ja zur Aufstellung des Symptomenkomplexes der „moral insanity" geführt und die Charakteristik des geborenen Verbrechers, des delinquente nato, begründet. Über die Berechtigung zur Aufstellung eines besonderen Krankheitbildes aus diesen Charaktereigenschaften ist viel geschrieben und gestritten worden. Wertvoller als diese theoretischen Ausführungen ist das tatsächliche Vorherrschen dieser Züge bei schwer kriminell Veranlagten. Von weitgehender praktischer Bedeutung ist fernerhin der Umstand, daß diese Individuen es waren, welche Psychiatrie und Rechtspflege bald entzweit, bald zusammengeführt haben. Nachdem sich der Furor psychiatricus auf diese Individuen geworfen und sie der rächenden Hand des Richters zu entziehen gesucht hatte, tauchte bald die bittere Erkenntnis auf, welche die Worte charakterisieren: „Die Geister, die ich rief, werd' ich nicht mehr los". Jetzt haben sich die Wogen der gegenseitigen Erregung gelegt, und ruhige Erwägung, gepaart mit wechselseitiger Wertschätzung, verspricht für die Zukunft Ersprießliches. Als äußeres Zeichen der Zusammenarbeit ist der Vorentwurf zu einem deutschen Strafgesetzbuch zu begrüßen; hoffentlich wird es auch gelingen, die praktischen Schlußfolgerungen in befriedigender Weise zu ziehen.

Wenn wir auch zugeben, daß 60—70% der Fürsorgezöglinge Psychopathen sind, und daß etwa 40% unter dem Durchschnitt der Begabung stehen, so ist es deshalb durchaus nicht nötig, daß alle diese Individuen ausschließlich irrenärztlicher Behandlung bedürfen. Die Rettungsanstalten Württembergs mögen weiterhin ihre schwere Aufgabe mit anerkennenswerter Geduld und Hingabe bewältigen. Die geringe Größe der einzelnen Anstalten bringt mehr Vor- als Nachteile. Gerade die Schwierigkeit der erzieherischen Tätigkeit erfordert es, daß der Leiter der Anstalt in der Lage ist, das einzelne Individuum genau kennen zu lernen und sich dessen Vertrauen durch Fürsorge und Verständnis zu erwerben und zu erhalten.

Wenn wir vom Juristen und Erzieher verlangen, daß er in die Grundzüge der Psychiatrie einen Einblick besitzt, welcher ihn befähigt, rechtzeitig den Psychiater zu Rate zu ziehen, so erfordert es die Billigkeit, zu erwarten, daß auch der Irrenarzt sich mit Kriminalistik und Kriminalanthropologie, mit Pädagogik und Heilpädagogik insoweit vertraut macht, um der Gegenseite mit ihrem Wirken und Streben gerecht werden zu können. *Die bedeutungvolle Aufgabe, welche so viele Probleme in sich schließt, kann nur von allen Beteiligten erfolgversprechend in Angriff genommen und gelöst werden. Wenn irgendwo, so gilt hier der Satz: in der Beschränkung zeigt sich der Meister — es gibt für alle genug zu tun.*

Was wir für Württemberg von irrenärztlicher Seite wünschen würden, wäre:

1. Die Möglichkeit, das gesamte Fürsorgezöglingsmaterial psychiatrisch durchuntersuchen und im Auge behalten zu können;

2. die Einrichtung von psychiatrischen Einführungs- und Fortbildungskursen für das Erziehungspersonal der Rettungsanstalten;

3. Kriminalistische Einführungs- und Fortbildungskurse, geleitet von Strafvollzugbeamten und Strafanstaltärzten *gemeinsam* für Juristen, beamtete Ärzte und die Vorstände der Rettungsanstalten;

4. die Schaffung einer unter psychiatrischer Leitung stehenden Beobachtungsabteilung für Fürsorgezöglinge beiderlei Geschlechts

Meine Darlegungen haben zur Genüge bewiesen, wieviel auf dem Gebiete der Fürsorgeerziehung zu tun ist. Diese Arbeit wird nur gelingen, wenn alles herbeigezogen wird, was dazu beiträgt, das Erziehungsobjekt nach allen Richtungen hin zu erkennen und verstehen zu lernen. Der Schutz der Allgemeinheit und das Wohl des Staates erheischen gebieterisch, die Ursachen des sittlichen Niederganges mit allen uns zu Gebote stehenden Mitteln zu bekämpfen!

Literatur.

1. Dr. jur. *Schneider*, Die Fürsorgeerziehung Minderjähriger in Württemberg. Stuttgart 1909. J. B. Metzlersche Buchhandlung.
2. Finanzrat Dr. *Schott*, Statistik über die Zwangserziehung Minderjähriger in Württemberg. Württ. Jahrbücher Jg. 1905.
3. Derselbe, Die Fürsorgeerziehung Minderjähriger in Württembrg im Rechnungsjahr 1909. Mitt. des Kgl. Statist. Landesamts. Nr.2 vom 28. I. 1911.
4. Statistik über die Erfolge der Fürsorgeerziehung usw. Kgl. Ministerium des Innern. Rawitsch 1911.
5. *Landsberg*, Das Recht der Zwangs- und Fürsorgeerziehung. Berlin und Leipzig 1908.
6. *Mönkemöller*, Psychiatrisches aus der Zwangserziehungsanstalt. Allg. Ztschr. f. Psych. Bd. 56.
7. *Laquer*, Mitwirkung des Arztes bei der Ausführung des preußischen Fürsorgegesetzes. Viertelj. f. gerichtl. Med. 3. Folge, Suppl. 11.
8. *Seelig*-Herzberge, Psychiatrische Erfahrungen an Fürsorgezöglingen. Allg. Zeitschr. f. Psych. Bd. 63, 1906, S. 506.
9. *Kluge*, Über Wesen und Behandlung der geistig abnormen Fürsorgezöglinge. Samml. d. Abhdlgen. a. d. Gebiete der pädagog. Psychologie und Physiologie. Berlin 1905.
10. *Tippel*-Kaiserswerth, Fürsorgeerziehung und Psychiatrie. Allg. Ztschr. f. Psych. Bd. 62, S. 583.
11. *Wilmanns*, Das Landstreichertum, seine Verhütung und Bekämpfung. Monatsschr. f. Kriminalpsychol.
12. *Kluge*, Über die Mitwirkung des Psychiaters bei der Fürsorgeerziehung. Allg. Ztschr. f. Psych. Bd. 64, S. 473.
13. Dr. *Cl. Neisser*, Psychiatrische Gesichtspunkte in der Beurteilung der Fürsorgezöglinge. Halle a. S. Carl Marhold.
14. *E. Thoma*, Untersuchung an Zwangszöglingen in Baden. Allg. Ztschr. f. Psych. Bd. 68, S. 699.

Beitrag zu der Lehre vom Querulantenwahnsinn.[1])

Von

Oberarzt Dr. **Buder.**

Der Begriff der Paranoia als einer Krankheit sui generis ist unter dem Einfluß der *Kräpelin*schen Lehre mehr und mehr eingeengt worden. Der Querulantenwahnsinn, wie ihn *Hitzig* und *Kräpelin* definieren, galt aber noch immer als das Prototyp der chronischen Verrücktheit, und noch in der siebenten Auflage seines Lehrbuchs konnte *Kräpelin* schreiben, der Querulantenwahnsinn sei diejenige klinische Form, deren Zugehörigkeit zur Paranoia am wenigsten umstritten sei. Das ist in den letzten Jahren anders geworden. Der Rest der Paranoia, der nach Abspaltung der *Kräpelin*schen Dementia paranoides noch geblieben ist, droht sich zu verflüchtigen.

Specht[2]) spricht der Paranoia die Daseinsberechtigung als selbständige Krankheit überhaupt ab und will sie als ein Zustandbild des manisch-melancholischen Irreseins aufgefaßt wissen. Maßgebend für diese Auffassung war für *Specht* gerade das Studium des Querulantenwahnsinns: nicht nur die Stimmungsanomalie, sondern das ganze Inventarium der Manie lasse sich beim Querulantenwahn feststellen. „Der Querulantenwahn verdient darum nicht den klinischen Namen Querulantenparanoia, sondern Querulantenmanie".

Zu einer wesentlich anderen Auffassung des Querulantenwahnsinns und seiner nosologischen Stellung kommen *Heilbronner, Bonhöffer, Siefert, Wilmanns, Rüdin* u. a.

Heilbronner[3]) will den Querulantenwahn von der Paranoia trennen. Die Unterscheidung *Kräpelins* zwischen echten Querulanten und Pseudo-

---

[1]) Aus der K. Heilanstalt Winnental (Direktor Medizinalrat Dr. *Kreuser.*)

[2]) *Specht,* Über die klinische Kardinalfrage der Paranoia. Gaupps Centralblatt 1908.

[3]) *Heilbronner,* Hysterie und Querulantenwahn. Gaupps Centralblatt 1907.

querulanten, von denen nur die ersteren zur Paranoia gerechnet werden, hält er nicht für stichhaltig. Nicht Verlauf und Ausgang, der mit Sicherheit nie vorher gesagt werden könne, sondern Beginn und psychopathologische Entwicklung seien das Wesentliche; beim Paranoiker, zum mindesten in den für die Beurteilung wichtigen Beginnstadien, finde sich eine ganz diffuse, krankhafte Eigenbeziehung, beim Querulanten ein wirklicher Beziehungswahn im Sinne einer überwertigen Idee.

Beobachtungen, die in der Hauptsache an Strafgefangenen gemacht worden sind, haben zu der Auffassung des Querulantenwahns als einer Form der Entartung geführt. Nach *Bonhöffer* [1]) handelt es sich beim Querulantenwahn in den meisten Fällen lediglich um paranoische Episoden bei abnorm veranlagten Individuen, die infolge äußerer Verhältnisse entstanden sind und wieder verschwinden können. Sie stehen der *Kräpelin*schen Paranoia im engsten Sinne nahe, sind aber doch nur als äußerlich ausgelöste Reaktionen eines paranoischen, zur Bildung überwertiger Ideen disponierten Temperaments zu betrachten. Einen ähnlichen Standpunkt vertritt *Siefert* [2]): der Querulantenwahn ist keine Erkrankung im eigentlichen Wortsinn, sondern eine künstliche Bildung aus Artung und äußeren Umständen, wie sie das freie Leben nur selten, die Haft um so häufiger und in wechselnder Form hervorbringt.

Wilmanns [3]) [4]) schließt sich dieser Auffassung an. Auch er hält den Querulantenwahnsinn nicht für eine endogene, aus inneren Ursachen heraus sich entwickelnde geistige Störung von unter allen Umständen progredientem Charakter, sondern für die durch ein affektbetontes Ereignis bewirkte krankhafte Entwicklung einer bestimmten degenerativen Anlage.

Ist es richtig, diese Anschauungen, die aus Beobachtungen an den vorwiegend degenerativen Insassen der Strafanstalten hervorgegangen sind, zu verallgemeinern? Sind die Formen des freien Lebens und die der Strafhaft tatsächlich klinisch gleichwertig, sind jene die Entwicklung meist schwererer Grade der Entartung als diese, die das Resultat von Entartung und der Wirkung eines anerkannt schädlichen Milieus sind? *Wilmanns* selbst zweifelte an der Richtigkeit dieser seiner Ansicht, als er einen in der Freiheit erkrankten Querulanten beobachtete, bei dem sich im Laufe der Zeit neben einem gespreizt schrulligen Wesen und einer entschiedenen Abnahme der geistigen Regsamkeit Einschränkung der Interessen, Verlust jeder Neigung zu nutzbringender Tätigkeit, Abblassen

---

[1]) *Bonhöffer*, Klinische Beiträge zur Lehre von den Degenerationspsychosen. Halle 1907.

[2]) *Siefert*, Über die Geistesstörungen in der Strafhaft. Halle 1907.

[3]) *Wilmanns*, Gaupps Centralblatt 1907, S. 417.

[4]) Derselbe, Zur klinischen Stellung der Paranoia. Gaupps Centralblatt 1910.

der Beeinträchtigungsideen und eine Fülle von Größenideen und gleichsinnigen Erinnerungsfälschungen eingestellt hatte. Allein auf Grund von Beobachtungen, die *Rüdin*[1]) mitgeteilt hat, daß nämlich bei zu lebenslänglichem Zuchthaus Verurteilten die Fälle von Querulantenwahnsinn eine gleich ungünstige Entwicklung nehmen, wenn ihnen keine Gelegenheit zur Heilung gegeben ist, weil die Schädigungen der Haft chronisch werden, hält *Wilmanns* doch an seiner Ansicht der Gleichwertigkeit solcher Fälle fest.

Wir haben im Laufe der letzten Jahre einen Fall von Querulantenwahnsinn beobachten können, der gerade im Hinblick auf die eben skizzierte Frage nicht ohne Interesse ist. Mit Rücksicht auf den mir zur Verfügung stehenden Raum kann ich die sehr ausführliche Krankengeschichte nur im Auszug wiedergeben.

P. K., geboren am 2. April 1861, ist erblich nicht belastet; als Kind soll er kränklich gewesen sein und an Gichtern gelitten haben; mit zwei Jahren habe er eine Gehirnentzündung durchgemacht. Er war ein mittelguter Schüler und schon als Knabe nervös und reizbar: er hat einmal einem Lehrer, der ihn zu Unrecht geschlagen habe, ein Buch an den Kopf geworfen. Er litt längere Zeit an Bettnässen und einige Male an Nachtwandeln; er habe viel an Kopfweh gelitten. Getrunken habe er wie andere auch. Sein ältester, bei der Aufnahme 12 Jahre alter Knabe leidet an Anfällen, in denen er bewußtlos vom Stuhle fällt.

1896 fiel er von einem Baum 10 Meter hoch herab, war 10 Minuten bewußtlos; er war zwei Jahre lang nicht mehr recht arbeitfähig und bekam eine Unfallrente, die er auf Veranlassung seines Schultheißen verloren habe; dieser habe angegeben, daß er wieder alles arbeiten könne, was bewußt gelogen gewesen sei. Verklagt habe er den Schultheißen nicht, weil er gefürchtet habe, dann noch mehr gedrückt zu werden. Mit der Familie des Schultheißen stehe seine Familie schon lange in Streit. Seit er vor fünf Jahren bei einer Gemeinderatswahl gegen den Schultheißen agitiert habe, werde er von diesem überall gedrückt.

Seit 1905 lebt K. in Streit mit seiner Nachbarin. Vor etwa 12 Jahren hatte er ein Haus mit einem Hofraum gekauft und den Hofraum als sein ausschließliches Eigentum betrachtet, bis es seiner Nachbarin einfiel, ein Wegerecht an diesem Hofraum geltend zu machen. Es kam darüber zu einem Prozeß, den K. verlor. Aus den gerichtlichen Akten geht hervor, daß nach den Kaufverträgen der Platz zwischen den beiden Häusern dem K. gehört, daß aber im Jahre 1841 der damalige Besitzer des Hauses des K. dem Besitzer des Nebenhauses erlaubt hat, durch den Zwischenraum zu gehen. Das Gericht ließ es in seiner Entscheidung dahingestellt,

[1]) *Rüdin*, Über die klinischen Formen der Seelenstörungen bei zu lebenslänglichem Zuchthaus Verurteilten. München 1909.

ob der Raum zwischen den Häusern dem K. gehört, und ob das Recht des Durchgehens nur dem damaligen Nachbarn eingeräumt wurde. Es hat aber den Beweis durch verschiedene eidliche Aussagen als erbracht angesehen, daß in den letzten 30 Jahren der Zwischenraum öfter von den jeweiligen Nachbarn als Durchgang benutzt und damit ein Wegerecht ergangen worden sei.

Daß ihm sein jahrelang unbestrittenes Eigentum nun plötzlich von Gerichts wegen nicht mehr unbeschränkt gehören sollte, daran konnten nur die Zeugen schuld sein, die samt dem Schultheißen Meineide geschworen hätten. K. verlor den Prozeß auch in der Berufungsinstanz. Als er die Zeugen wegen Meineid verklagen wollte, tat sein Rechtsanwalt nicht mehr mit, er wandte sich daher an Winkeladvokaten und wurde von der Staatsanwaltschaft abgewiesen und um 100 Mk. bestraft; noch zweimal wurde er bestraft, weil er nicht nachgeben wollte. Nun glaubte er, daß die Staatsanwaltschaft vom Amtsrichter beeinflußt sei; dieser habe es wohl bemerkt, daß er ihm Unrecht getan habe, und wolle es jetzt verhüten, daß es aufkomme. Die Richter seien von vornherein gegen ihn eingenommen gewesen und hätten nur die Zeugen der Gegenpartei vernommen; deshalb habe sein Prozeß so ausgehen müssen. Weil er sein vermeintliches Recht nicht finden konnte, ging K. zum Justizminister. Weil dieser ihn damit begrüßt habe: „Sie sollen, scheint es, ein etwas mißtrauischer Mensch sein", schloß er daraus, daß der Justizminister schon unterrichtet sei. Wahrscheinlich sei der Schultheiß vor ihm beim Minister gewesen; auch alle Rechtsanwälte hatte jener beeinflußt; beweisen könne er es nicht, aber er fühle es eben. K. ging zu einer ganzen Anzahl von Rechtsanwälten, die seine Vertretung ablehnten; das habe seinen Grund darin, daß sie einen Verein, einen Bund miteinander hätten. Er habe auch gemerkt, daß sein Rechtsanwalt mit dem der Gegenpartei unter eine Decke stecke.

Jetzt nahm K. seine Sache selber in die Hand, er machte Eingabe um Eingabe, weil er sicher gewußt habe, daß er im Recht sei. Es folgten Meineidsanzeigen an die Staatsanwaltschaft, an den Justizminister. 1000 Mk. allein an Geldstrafen mußte K. bezahlen, im ganzen verlor er etwa 6000 Mk. Er kam Zahlungsbefehlen nicht mehr nach und mußte gepfändet werden. Er verlor schließlich fast sein ganzes Hab und Gut, vernachlässigte Haus und Familie, schickte die Kinder nicht mehr zur Schule und kam darüber auch mit seinem Pfarrer in Konflikt.

Im Februar 1908 kam er von selbst in die psychiatrische Klinik T.; dort gab er an, krank zu sein, er könne nicht mehr recht arbeiten und wolle dafür ein Zeugnis. Mit diesem wolle er zum König und beweisen, daß das Gericht gegen ihn als kranken Mann unrecht vorgegangen sei. Wenn ihm niemand mehr helfe, wende er sich an den König oder werde katholisch und gehe zum Papste, weil ja der evangelische Pfarrer gegen ihn sei.

Nach Hause zurückgekehrt, schloß er sich ein, weil die jungen Burschen des Orts ihm nachstellten. Da man jetzt nicht mehr an einer geistigen Störung zweifelte, wurde er unter Anwendung von Zwangsmitteln in die Anstalt gebracht (am 12. Mai 1908).

Hier gab er zunächst nur ungern und kurz Auskunft über sein Schicksal; er beschwerte sich vor allem (und anscheinend nicht ganz mit Unrecht) über die Art seiner Behandlung im Bezirksirrenlokal; er erklärte, zu Unrecht in die Anstalt verbracht worden zu sein, und verweigerte anfangs hartnäckig die Nahrung: in der Anstalt wolle er nicht essen, zu Hause habe er genug zu essen. Später gab er an, er habe nichts gegessen, weil er geglaubt habe, daß er dann bälder wieder fortkomme; und wenn er einmal etwas sage, dann bleibe er auch dabei, e i n Wort von ihm sei wie tausend. Er mußte wochenlang mit der Sonde ernährt werden, bis er im Anschluß an einen Besuch seiner Frau wieder spontan Nahrung nahm. Er war immer zurückhaltend; auch über seine Prozeßangelegenheiten hat er erst auf Befragen Auskunft gegeben. In der Anstalt habe er gleich gemerkt, daß man es gut mit ihm meine. Er erzählte weiter, daß die Nachbarin einmal unter seinen Salat im Garten Gift getan habe, so daß seine ganze Familie an diesem Tag Erbrechen gehabt habe. Er beklagte sich auch hin und wieder, daß die Kranken seiner Umgebung ihm keine Ruhe ließen; wie er es auch mache, werde er verhöhnt. Einmal beschwerte er sich darüber, daß er nicht auch, wie ein neben ihm liegender Katatoniker, mit der Sonde durchs linke Nasenloch ernährt werde, sondern durchs rechte. Ob auch Sinnestäuschungen vorhanden waren, ließ sich nicht sicher feststellen. Seine Stimmung war anfangs mehr weniger gereizt. Später wurde die Stimmung gleichmäßiger. Gegen die Ärzte war er immer freundlich und dankbar. Intelligenzdefekte ließen sich nicht nachweisen, ebenso wenig war von einer gemütlichen Stumpfheit etwas zu bemerken.

Unbelehrbar und unerschütterlich hielt er aber daran fest, daß ihm Unrecht geschehen sei, auch als er am 4. November 1908 versuchsweise nach Hause entlassen wurde. Anfangs schien es, als ob er sich Mühe gebe, wieder hochzukommen; bald aber dehnte er seine Verfolgungsideen weiter aus: der Vertrauensmann des Vereins für rekonvaleszente Geisteskranke, mit dessen Hilfe seine Verhältnisse geordnet werden sollten, wolle ihn um sein Vermögen bringen, der Pfarrer sei die Triebfeder, daß es seinen Kindern schlecht gehe. Die Stimmung wurde immer gereizter, so daß K., um Unheil zu vermeiden, am 4. Februar 1910 abermals in die Anstalt aufgenommen werden mußte, wo er sich seither befindet.

Von selbst spricht er auch jetzt selten von seinen Beeinträchtigungsideen, die er aber bei jedem Anlaß mit mehr weniger starkem Affekt vorbringt. Sie bestehen unverändert fort, und er hat sie auch auf seine neue Umgebung übertragen, wenn sie auch nur gelegentlich geäußert werden; so ist er gegen den Direktor stark gereizt, weil der schuld daran sei, wenn seine Kinder verhungern; die Leute um ihn herum beobachten ihn, sprechen über ihn heimlich. Gerichtliche Zustellungen nimmt er nicht an, da er mit dem Gericht nichts zu tun habe. Das Testament der Mutter, durch welches er zugunsten seiner Kinder enterbt wird, will er sich nicht gefallen lassen; dieses sei auch nur zustande gekommen, weil der Schultheiß die Mutter betrogen habe; wenn er einmal entlassen werde, dann werde das Recht schon zutage treten; Tyrannen, göttliche und menschliche Erbteilfresser und Gottesverächter müssen sehen, daß Gott Richter ist.

Neben diesen Verfolgungsideen werden seit seiner zweiten Aufnahme aber auch phantastische Größenideen vielfach religiösen Inhalts geäußert und namentlich in seinen zahlreichen, umfangreichen Schriftstücken in breiter Ausführlichkeit entwickelt. Er fühlt sich in besonderem Maße berufen zur Auslegung der Bibel, in der er eine Menge Beziehungen auf seine Person und seine Abstammung findet. Schon vor 30 Jahren sei ihm von einer Zigeunerin sein ganzes Leben vorausgesagt worden, er werde vor Gericht kommen, er werde noch der frömmste Mann und gehöre zum auserwählten Korps. Am Schluß werde ihm Glück auf Glück zuteil werden, gerade das Gegenteil des jetzigen Zustandes. Er habe die Gabe, alles vorauszusehen; schon sein Vater habe diese Gabe gehabt; es werden ihm Dinge eingegeben, die andern Tags wahr werden; auch das habe er vorausgesehen, daß er wieder in die Anstalt müsse. Vor drei Tagen habe er die ganze Luft voll Menschengestalten gesehen, Milliarden von Geistern auf Pferden. Auch Stimmen höre er, vielerlei, namentlich wenn er sich mit keinem Gedanken gegen Gott oder Menschen verfehlt habe. Das seien keine Sinnestäuschungen, sondern göttliche Eingebungen. Auch die heilige Dreieinigkeit habe er in voller Klarheit gesehen. Wenn andere Leute so etwas nicht sehen oder hören, so liege das daran, daß es ihnen am rechten Glauben fehle. Er könne durch Naturkunde einen Blinden sehend und einen Taubstummen hörend und sprechend machen. Geisteskranke, die menschliche Weisheit bis dato noch blindlings als unheilbar erklärt, könne er heilen. Er habe eine geistige Wiedergeburt durchgemacht u. a. m.

Intelligenzdefekte sind auch heute noch nicht nachzuweisen. Die Stimmung ist im allgemeinen gleichmäßig, wird aber gereizt und zornmütig, wenn er auf seine Beeinträchtigungsideen zu sprechen kommt. Zu einer nützlichen Tätigkeit hat er keinerlei Lust; sein Hauptinteresse konzentriert sich auf die Lektüre von Bibel und Gesangbuch. Aus dem körperlichen Befund ist nichts von Bedeutung hervorzuheben.

Bemerkenswert ist, daß die, übrigens beschränkte, Ehefrau des K. ihren Mann nicht für krank hält; die Stimmen, die er hört, sind nach ihrer Ansicht keine Sinnestäuschungen, sondern Eingebungen von oben, Daß ihrem Manne Unrecht geschehen ist, daß er von schlechten Menschen gedrückt worden ist, daß der Schultheiß daran schuld sei, daß es so gegangen sei, davon ist sie ebenso fest überzeugt, wie ihr Mann. Sie hat darüber die Erziehung ihrer Kinder derart vernachlässigt, daß Fürsorgeerziehung angeordnet werden mußte.

Der Wert einer länger dauernden Beobachtung für die Beurteilung des mitgeteilten Falles liegt auf der Hand. Hätten wir den Kranken nach seiner Entlassung aus der Anstalt aus den Augen verloren, so wäre eine gegensätzliche Auffassung gegenüber der oben skizzierten *Wilmanns* nicht zu begründen gewesen. Der erste Beginn im Anschluß an den Entzug einer Unfallrente nach einer nicht unerheblichen Kopfverletzung, eine gewisse Besserung nach Entfernung aus dem schädlichen Mil eu durch Aufnahme in die Anstalt, endlich die psychische Infektion der Ehefrau: lauter Züge in dem Krankheitsbild, in denen *Wilmanns* eine Bestätigung seiner Anschauung sieht.

Bei der zweiten Aufnahme aber hatte sich das Krankheitsbild wesentlich geändert: neben den Querulantenwahnsinn, ihn teilweise überwuchernd und zeitweise verdrängend, sind phantastische Größenideen besonders religiösen Inhalts und Sinnestäuschungen getreten. Intelligenzdefekte oder eine gemütliche Abstumpfung sind jetzt so wenig vorhanden, als früher. Eine gewisse Einengung seiner Interessen freilich ist nicht zu verkennen, was vielleicht doch schon den Beginn einer geistigen Schwäche andeutet. Zu einer irgendwie nützlichen Beschäftigung ist K. nicht zu bewegen, daran ist auch die Absicht, wieder einen Versuch mit seiner Entlassung zu machen, gescheitert, weil er es ablehnte, draußen zu arbeiten; die ihn zu unrecht um Hab und Gut gebracht haben, sollen ihn auch jetzt verhalten. Zum Teil sind wohl die jetzt geäußerten Wahnvorstellungen schon während der ersten Aufnahme vorhanden gewesen, nur sind sie damals nicht in Erscheinung getreten; zum Teil scheint es sich dabei auch um Erinnerungsfälschungen zu handeln.

Ich kann mir nun nicht vorstellen, daß eine derartige Entwicklung mit phantastischen Größenideen und Sinnestäuschungen mit der Annahme einer psychologisch verständlichen krankhaften Entwicklung eines Psychopathen vereinbar sein soll. Um ihre Entstehung zu erklären, kann doch wohl nicht die degenerative Anlage und ein affektbetontes Ereignis genügen, selbst wenn, was bei K. nicht der Fall ist, ein schädigendes äußeres Milieu dazu käme. Vielmehr „spricht eine solche Beobachtung für die Existenz einer Form des Querulantenwahnsinns, die, von der heilbaren der Haft verschieden, aus inneren Ursachen fortschreitend zu einem eigenartigen Schwächezustand führt“ (*Wilmanns*). Ist diese Annahme richtig, werden derartige Fälle von Querulantenwahnsinn wie seither zur Paranoia gerechnet werden müssen.

Man wird gegen diese Auffassung einwenden können, daß es sich im Fall K. nicht um echte Paranoia handle, sondern um Dementia paranoides. Nun ist es immerhin mißlich, gerade im gegenwärtigen Augenblick, wo wir in Erwartung des zweiten Bands seines Lehrbuchs *Kräpelins* neueste Ansicht noch nicht kennen, auf diese Frage einzugehen, zumal da *Kräpelin* selbst die Einordnung der Dementia paranoides in die Gruppe der Dementia praecox nur als eine vorläufige bezeichnet hat. Aber soviel kann doch gesagt werden, daß der Fall K. durch seine Entwicklung wieder einmal die Schwierigkeit einer grundsätzlichen Trennung von Paranoia und Dementia paranoides aufs deutlichste zeigt. Im ersten Stadium der Definition der *Kräpelin*schen Paranoia entsprechend (die Nahrungsverweigerung ist keine selbständige Willensstörung, kein katatonisches Symptom, sondern psychologisch erklärt), weist die zweite Phase, in der phantastische Wahnvorstellungen und zahlreiche Sinnestäuschungen das Krankheitbild beherrschen, die Merkmale der Dementia paranoides auf. Aber eine Demenz ist nicht vorhanden, wenn man nicht die phantastische Wahnbildung als ein Defektsymptom bezeichnen will. Solange wir kein allgemeines befriedigendes Einteilungsprinzip kennen, wird man auf die symptomatologische Beobachtungsweise nicht ganz verzichten können, und der mutmaßliche Verlauf und Endzustand, ein Produkt nicht bloß der pathologischen Affektion, sondern ebenso sehr der individuellen Veranlagung, wird nicht allein maßgebend für die systematische Stellung einer Psychose sein dürfen. Durchaus zutreffend erscheint *Heilbronners* Vorschlag, unter die Dementia paranoides nur diejenigen Fälle mehr oder weniger systematischer Wahnbildung zu rechnen, bei denen von Anfang an Defektzustände auftreten, wie sich das bei den typischen Fällen der Dementia paranoides des Jugendalters tatsächlich zumeist feststellen läßt.

www.ingramcontent.com/pod-product-compliance
Lightning Source LLC
LaVergne TN
LVHW042246300926
849161LV00003B/491
9783112636152